치매예방활동 시리즈 ⑤

즐겁게 노래하며

화투색칠하기 ②

최현숙 엮음

서현사

머리말

《즐겁게 노래하며 화투색칠하기》는 누구나 잘 알고 있는 화투에 색칠을 하면서 손과 손가락의 감각을 많이 사용하고 색의 배열 등을 생각하며 뇌를 반복적으로 자극할 수 있도록 개발된 《현장활동가를 위한 화투색칠하기》의 보급판으로 만들어진 책입니다. 손과 뇌에 다양하게 활용하는 화투색칠하기는 치매를 예방할 뿐만 아니라 어르신들의 무료한 여가시간을 효과적으로 즐길 수 있습니다.

손과 뇌를 이용해 색칠을 하는 것은 건강한 몸을 위해 영양가 있는 좋은 음식을 먹는 것과 같습니다. 매일 규칙적인 식사를 하듯이 하루에 조금씩 꾸준히 하면 여가시간 활용과 뇌의 자극에 도움이 됩니다. 편식이 오히려 몸을 망치는 것처럼 오랫동안 앉아 색칠만 하는 것은 건강을 해칠 수 있으니 꾸준히 하루도 거르지 않고 하는 것이 중요합니다.

《즐겁게 노래하며 화투색칠하기》에서는 노래교실을 운영하며 문화센터 등에서 어르신들에게 노래를 가르치며 즐겨 부르던 노랫말을 선정해 수록했습니다. 자칫 지루할 수 있는 색칠하기를 하면서 노랫말을 보며 노래를 흥얼거리다 보면 옛날 기억도 회상할 수 있을 것이고 뇌도 충분히 자극시킬 수 있을 것입니다.

노래는 폐활량뿐 아니라 뇌세포까지 활성화시켜 신체적인 건강과 심리적인 안정을 누릴 수 있어 일석삼조의 효과를 얻을 수 있습니다. 즐겁게 노래하며 색칠하는 놀이를 통해 부디 치매도 예방하고 행복한 100세 시대를 건강하게 누리시길 바랍니다.

2021년 4월

최 현 숙

화투색칠하기

화투는 1년 열두 달을 상징하는 화초 그림이 그려진 그림카드를 가지고 여러 사람이 어울려 노는 놀이입니다. 월별로 각각 4장씩 총 48장으로 구성되어 있고, 각각의 그림에는 일본 고유의 세시풍속, 월별 행사, 풍습, 의식 그리고 교훈 등이 담겨 있습니다.
이 책에는 매월 2개씩의 화투가 그려져 있습니다. 6~7페이지에 견본으로 화투의 컬러 그림이 있습니다. 견본 그림을 보고 똑같이 색을 칠해도 되고, 자신이 좋아하는 색이나 자유롭게 그날의 기분에 따라 다르게 색을 칠해도 됩니다.

노래부르기

우리나라 사람들 누구나 노래 부르기를 즐겨합니다. 오래전부터 우리 선조들은 음주가무를 즐겼고, 크고 작은 행사가 있을 때면 의례히 춤과 노래가 등장하였습니다. 그래서 중국 고대 역사책에서도 우리 민족은 음주가무를 즐기는 민족이라고 표기하고 있습니다.
어르신들이 청소년시절이나 청년시절, 중년시절을 지나오며 불렀던 많은 노래들 중에 화투그림 열두 달에 맞춰 어울릴 만한 노래를 선정하여 노랫말을 실었습니다. 살아오면서 한번쯤은 흥얼거려 본 적이 있을 만한 노래들입니다. 화투그림에 색을 칠하면서 그 옛날 추억을 떠올리며 노래를 불러보세요. 젊었을 때의 기억만으로도 감정이 기쁨으로 벅차오를 뿐 아니라 마음이 따뜻해지는 것을 느낄 수 있을 겁니다.
이 노랫말은 각종 매체를 통해서 쉽게 들을 수 있는 노래들입니다. 노래를 부른 가수의 원곡을 찾아서 들어보는 것도 삶에 활력이 될 것입니다. 다른 가수가 불러 느낌이 조금 다른 노래들도 많이 있습니다. 직접 노래를 찾고 따라 부르면서 색을 칠해보시기 바랍니다.
《즐겁게 노래하며 화투색칠하기》의 노래들은 노래교실에서 직접 부르면서 지도하는 과정의 유튜브 동영상도 있으니 인터넷에서 한번 찾아보시기 바랍니다. 자녀와 손자의 도움을 받으면 쉽게 보고 들을 수 있을 것입니다.

노래찾기

화투의 구성

화투 그림을 참고하여 뒤쪽에 있는 화투의 밑그림에 색을 칠해보세요.

1월 (정월) 솔(송학)

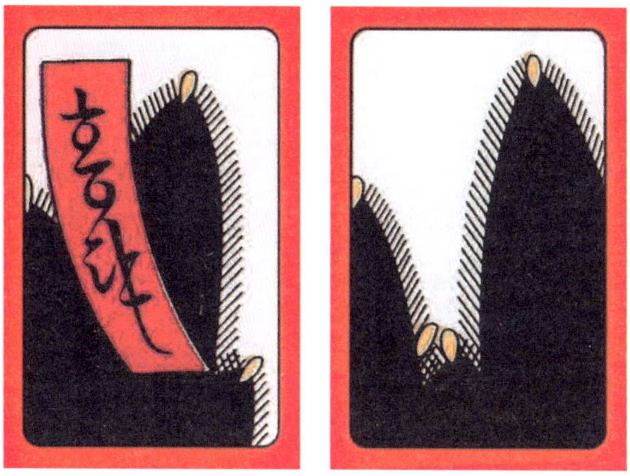

2월 매화(매조)

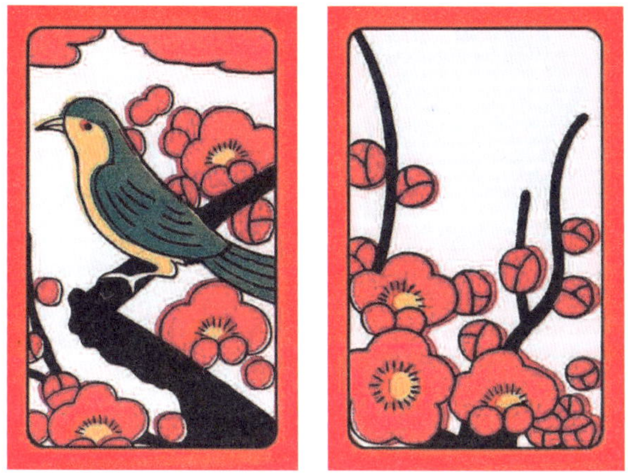

3월 벚꽃

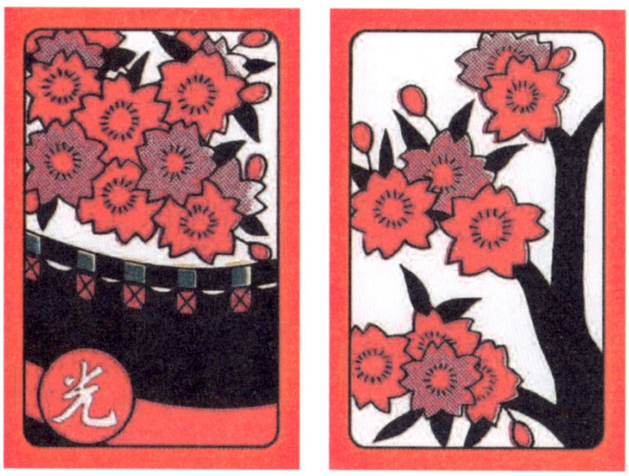

4월 흑싸리(등나무)

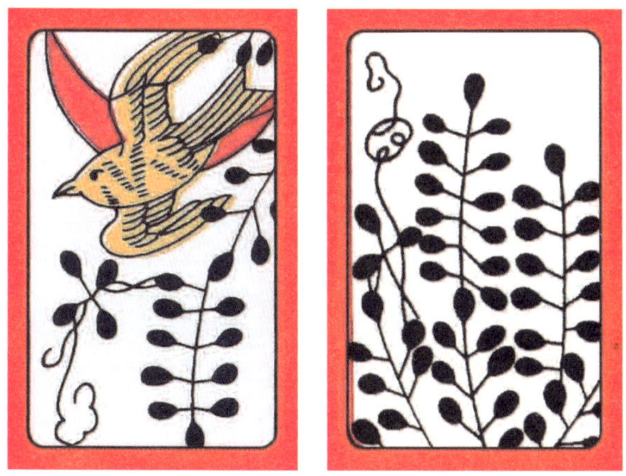

5월 꽃창포

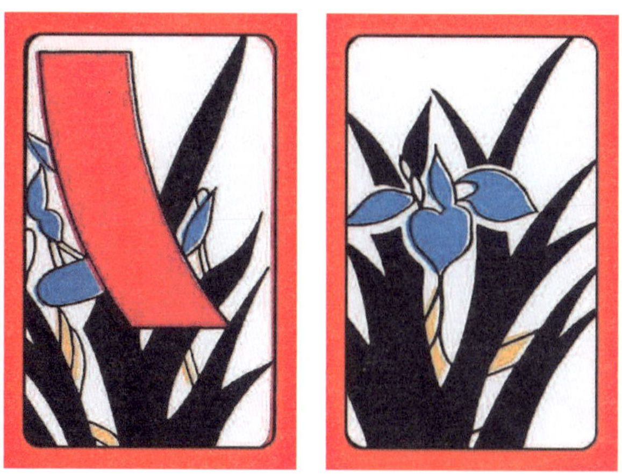

6월 목단(모란)

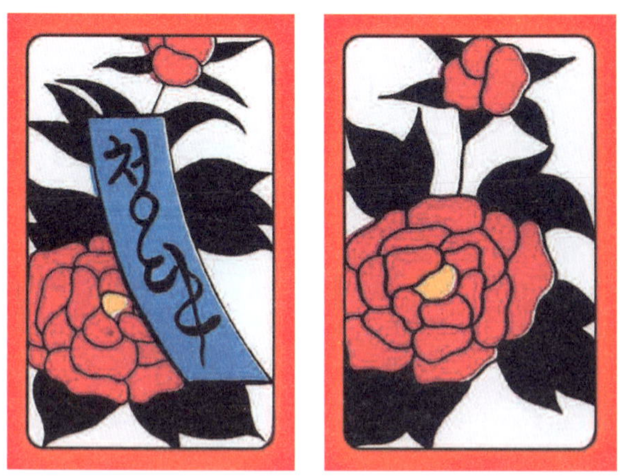

7월 홍싸리

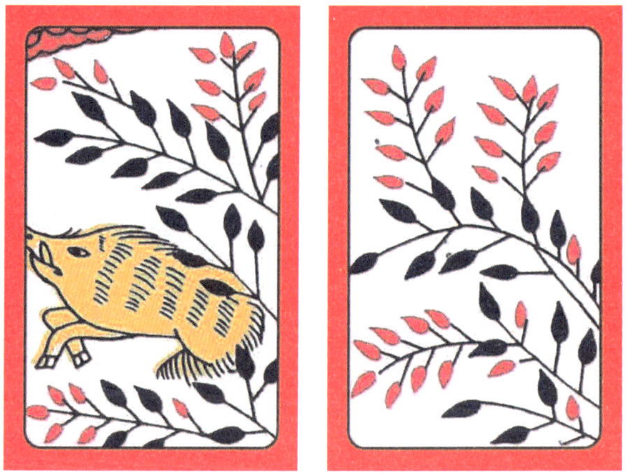

8월 공산명월

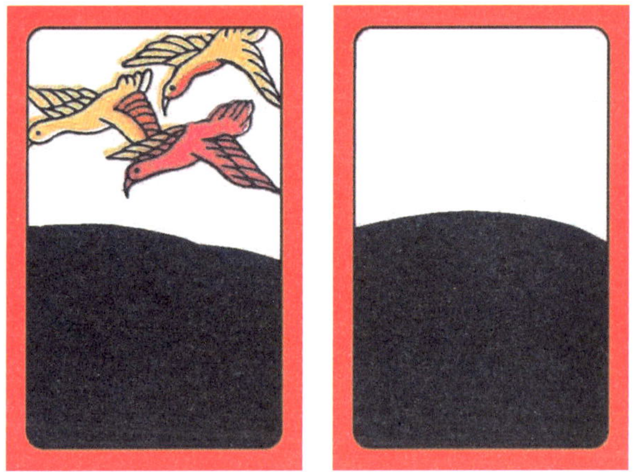

9월 국화

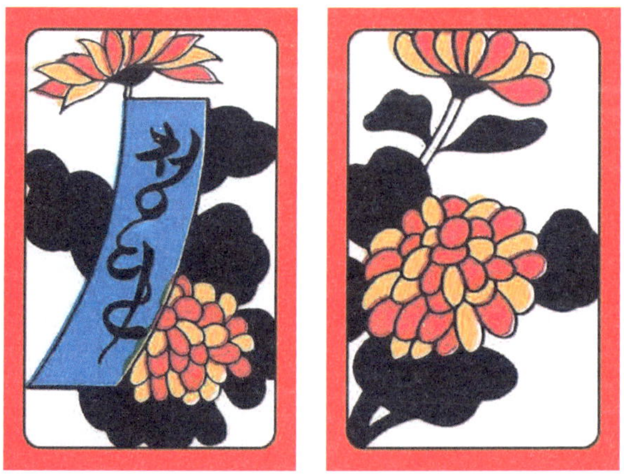

10월 단풍

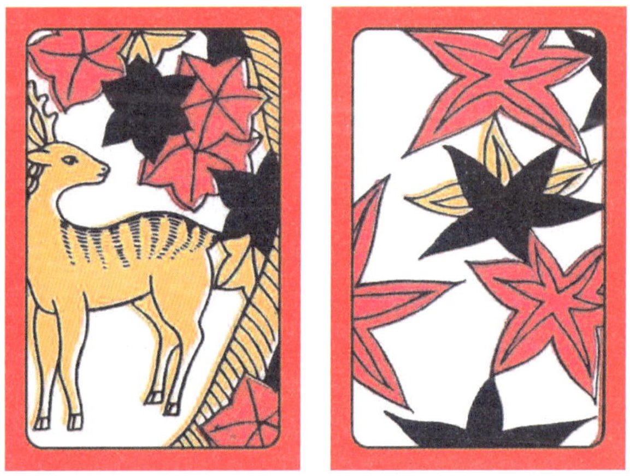

11월 오동

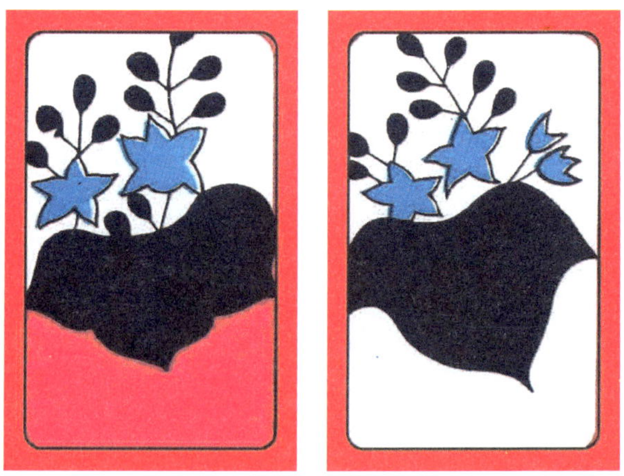

12월 비(雨)

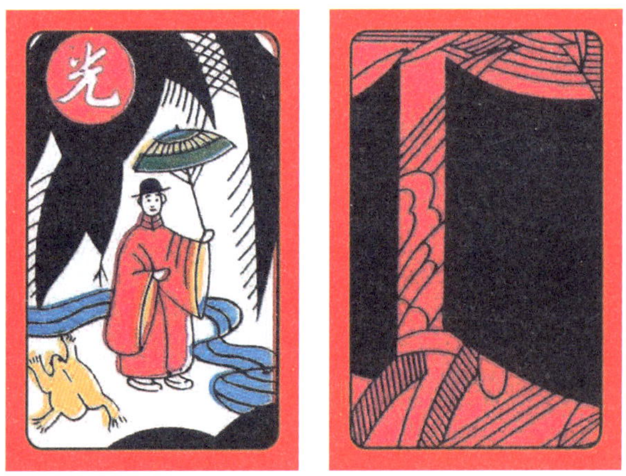

굳세어라 금순아

현인

눈보라가 휘날리는 바람찬 흥남부두에
목을 놓아 불러봤다 찾아를 봤다
금순아 어데로가고 길을 잃고 헤매였더냐
피눈물을 흘리면서 일사이후 나홀로 왔다

일가친척 없는 몸이 지금은 무엇을 하나
이 내 몸은 국제시장 장사치기다
금순아 보고싶고나 고향꿈도 그리워진다
영도다리 난간위에 초생달만 외로이떴다

1월 (정월) 솔(송학)

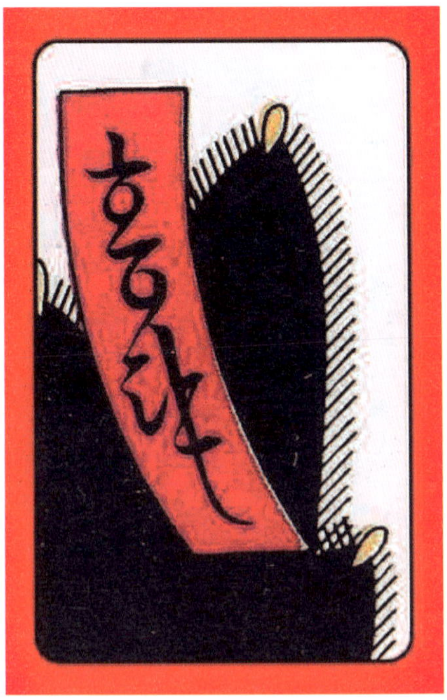

작사: 강사랑 작곡: 박시춘

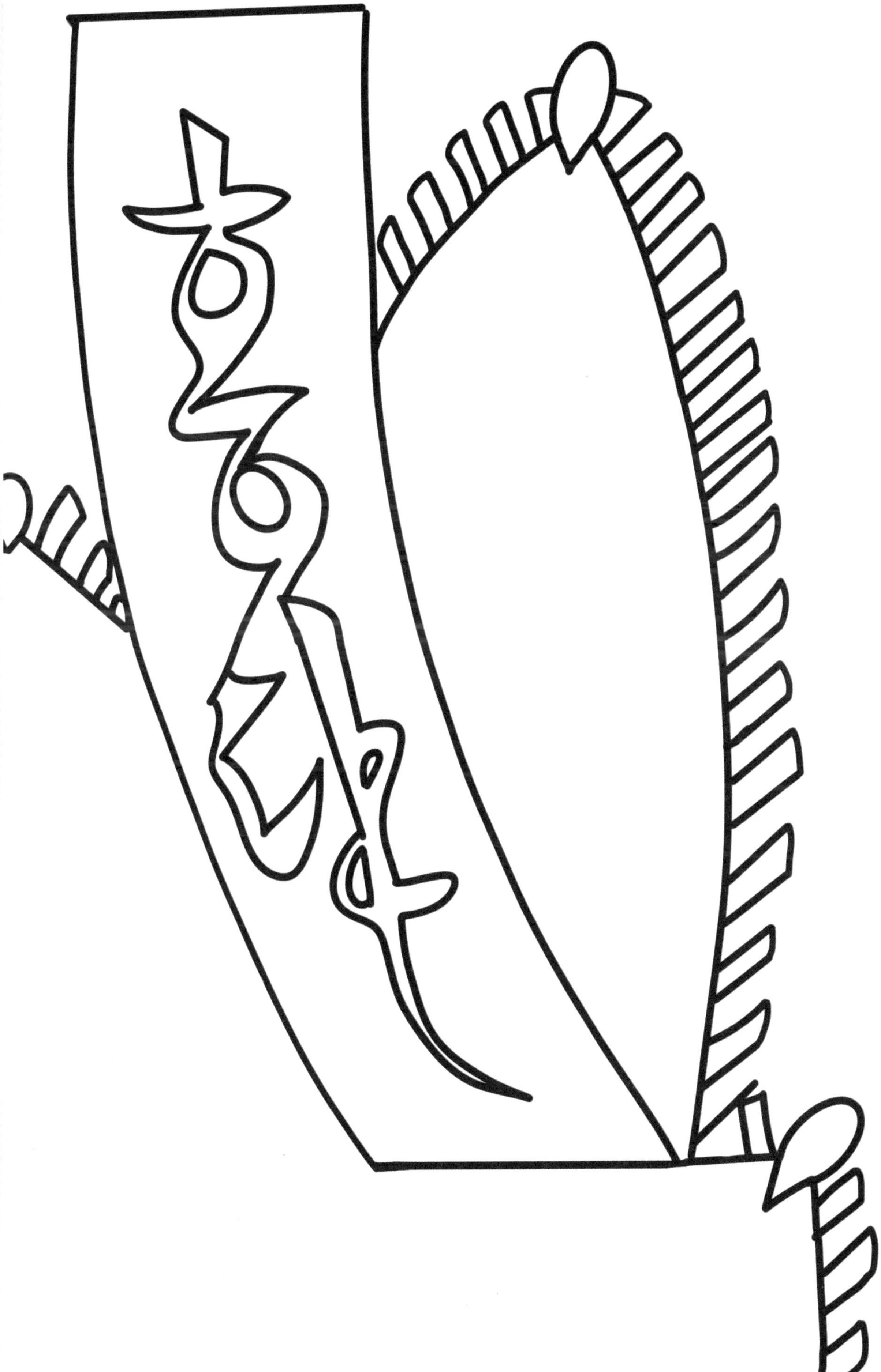

멋진 인생

박정식

아리 아리 아리 동동
쓰리 쓰리 쓰리 동동
잘났다고 못났다고 누가 말했나
서로 믿고 사랑하면 그것이 멋진 인생
많고 많은 사람 중에 우리 만남은
하늘에서 맺어주신 천생연분일세
아리랑 쓰리랑 아라리가 났구나,
아리 아리 아리 동동
쓰리 쓰리 쓰리 동동
아름다운 이 세상에
한 번 왔다 가는 인생
멋지게 살아보세
멋진 인생

작사, 작곡: 장욱조

1월 (정월) 솔(송학)

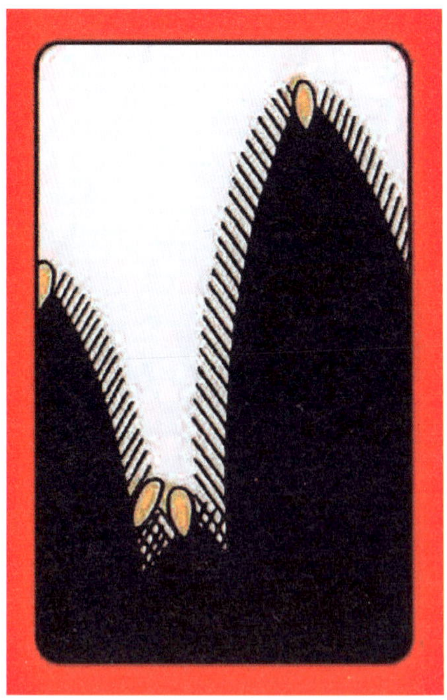

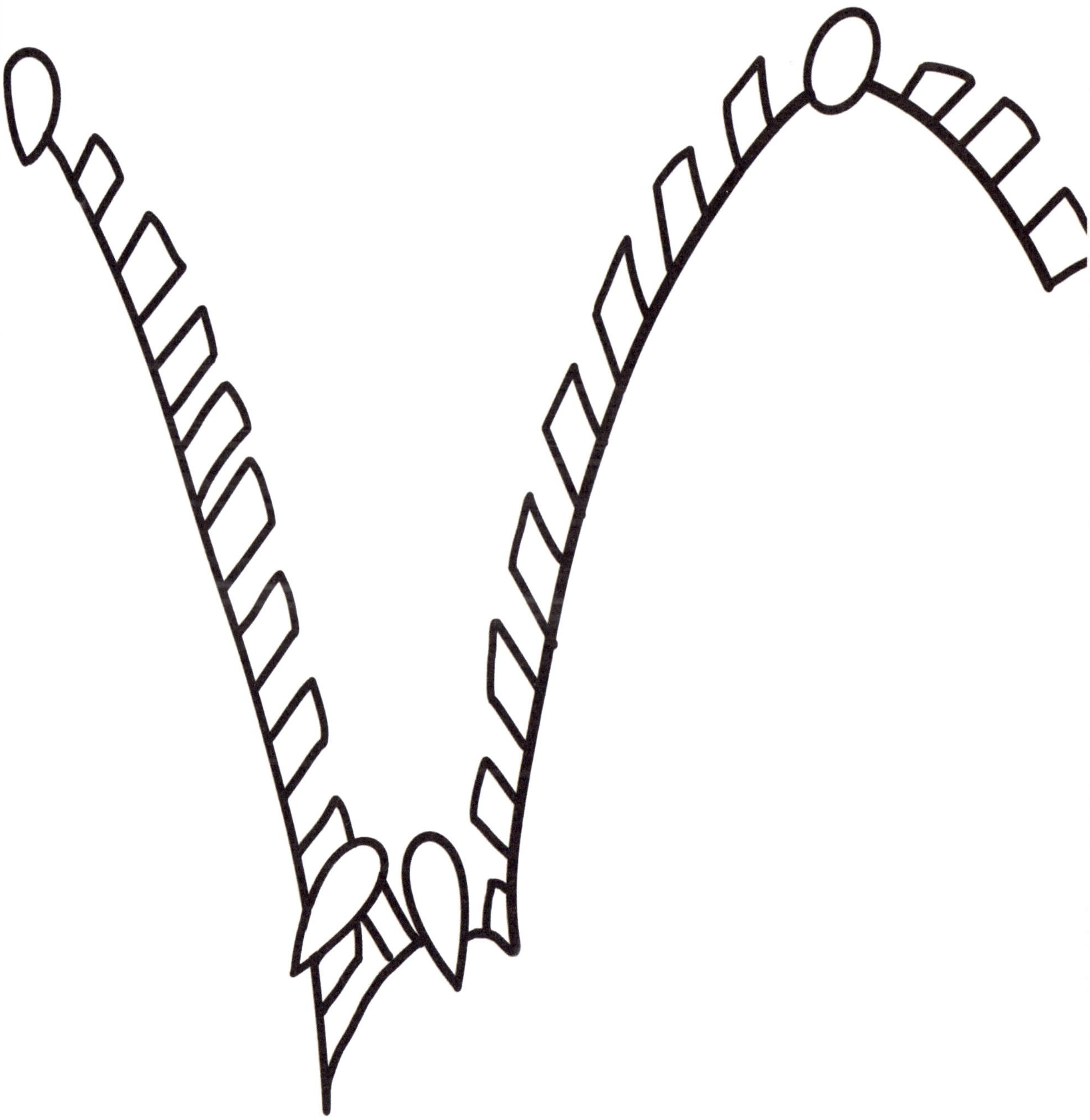

년 월 일

동백아가씨

이미자

헤일수없이 수많은 밤을
내가슴 도려내는 아픔에 겨워
얼마나 울었던가 동백아가씨
그리움에 지쳐서 울다지쳐서
꽃잎은 빨갛게 멍이 들었소

동백꽃잎에 새겨진 사연
말못할 그 사연을 가슴에 안고
오늘도 기다리는 동백아가씨
가신 님은 그 언제 그 어느날에
외로운 동백꽃 찾아오려나

작사: 한산도 작곡: 백영호

2월 매화(매조)

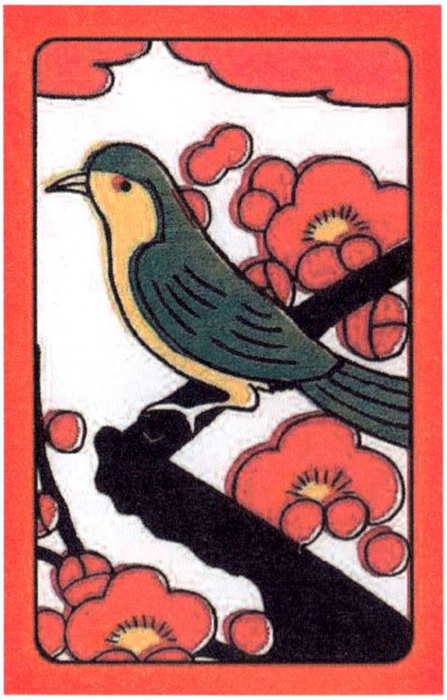

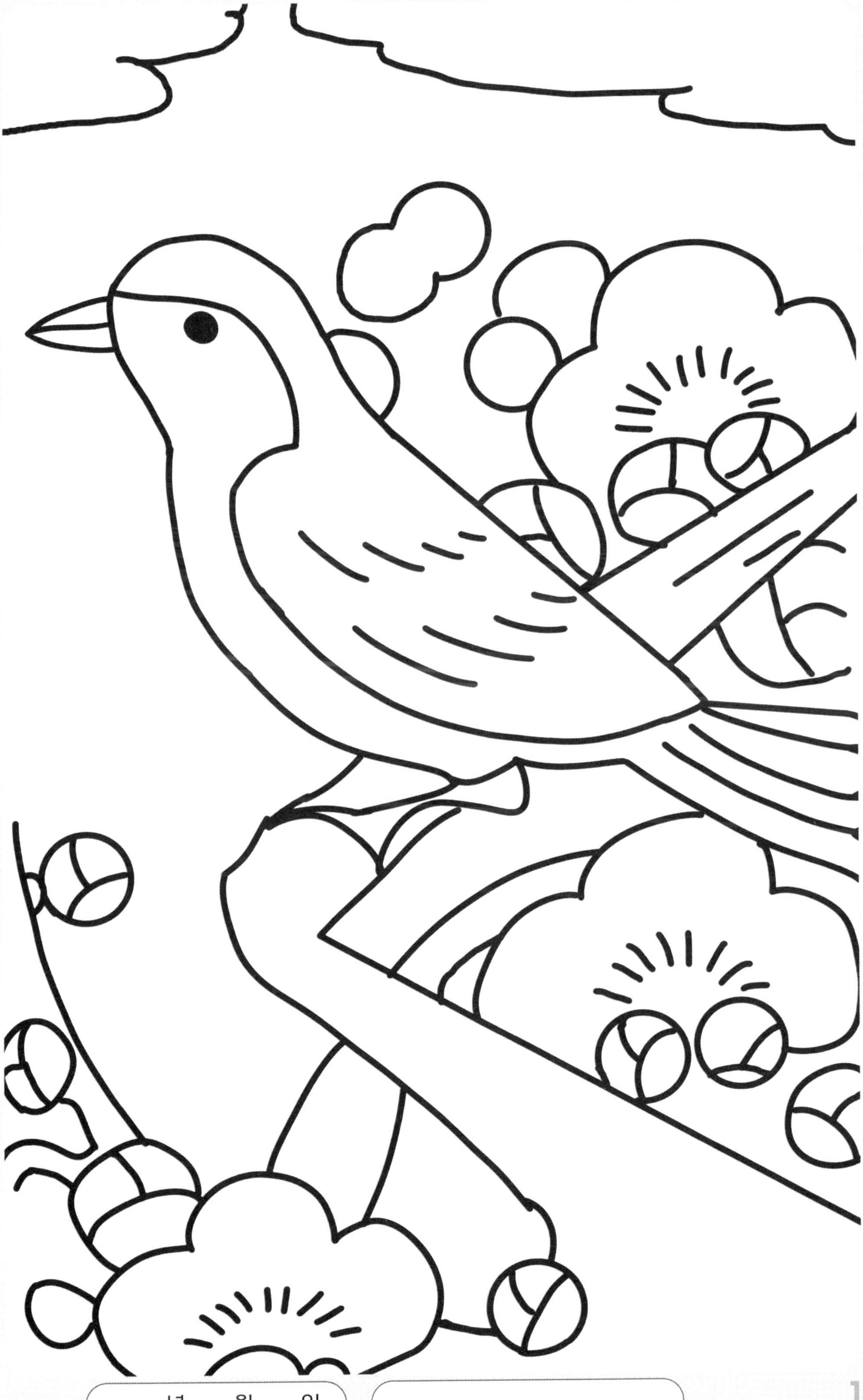

년 월 일

네 박자

송대관

네가 기쁠 때 내가 슬플 때
누구나 부르는 노래
내려 보는 사람도 위를 보는 사람도
어차피 쿵짝이라네
쿵짝 쿵짝 쿵짜짝 쿵짝 네 박자 속에
사랑도 있고 이별도 있고 눈물도 있네
한 구절 한고비 꺾어 넘을 때 우리네 사연을 담는
울고 웃는 인생사 연극 같은 세상사
세상사 모두가 네 박자 쿵짝
쿵짝 쿵짝 쿵짜짝 쿵짝 네 박자 속에
사랑도 있고 이별도 있고 눈물도 있네
짠 짠 짜리라라
짠짠 짠 짜라
짜리라라 짜라 짠

2월 매화(매조)

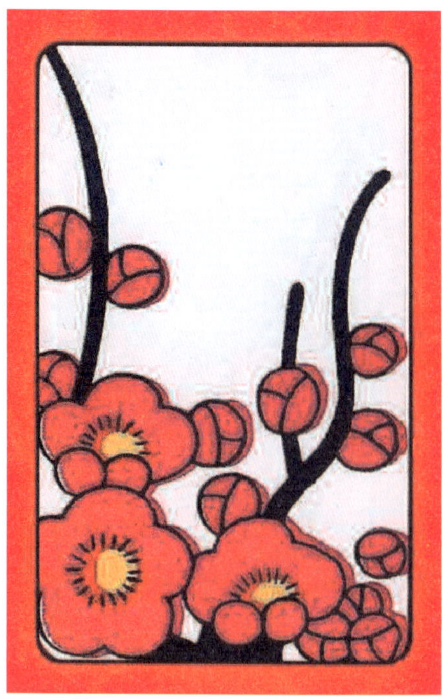

작사: 김동찬 작곡: 박현진

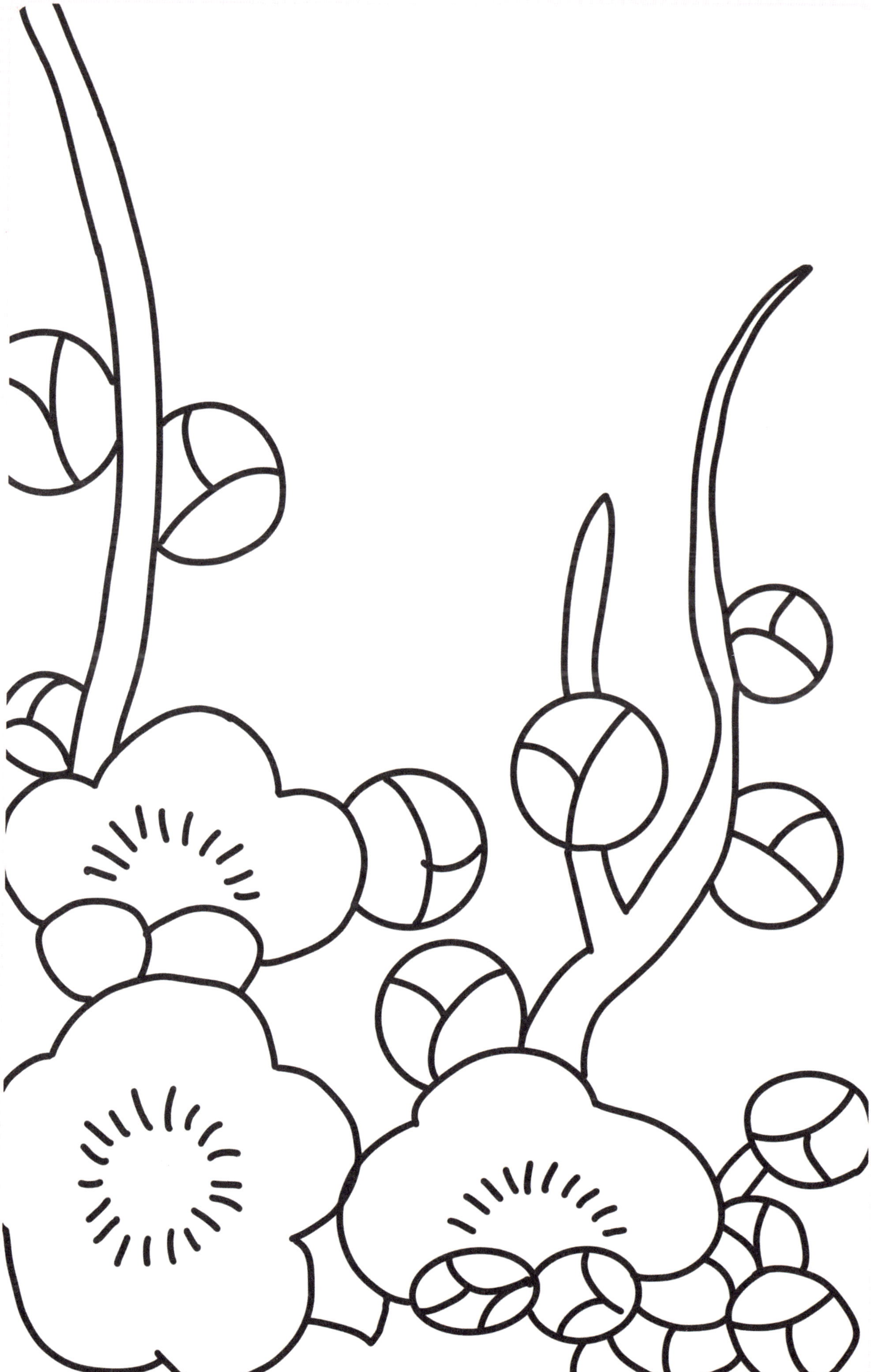

봄날은 간다

백설희

연분홍 치마가 봄바람에 휘날리더라
오늘도 옷고름 씹어가며
산제비 넘나드는 성황당 길에
꽃이 피면 같이 웃고 꽃이 지면 같이 울던
알뜰한 그 맹세에 봄날은 간다

새파란 풀잎이 물에 떠서 흘러가더라
오늘도 꽃 편지 내던지며
청노새 짤랑대는 역마차 길에
별이 뜨면 서로 웃고
별이 지면 서로 울던
실없는 그 기약에 봄날은 간다

3월 벚꽃

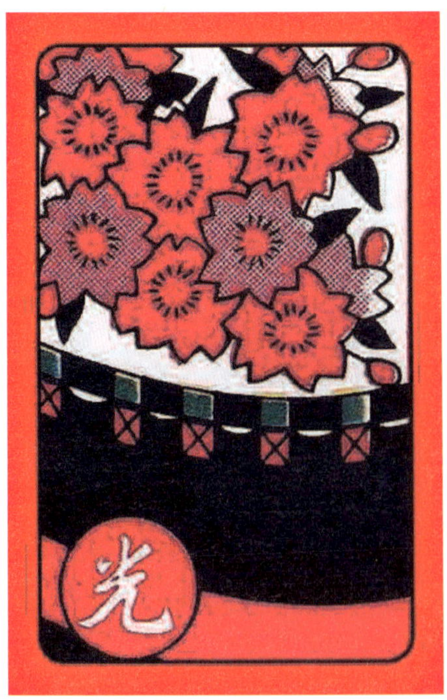

작사: 손로인 작곡: 박시춘

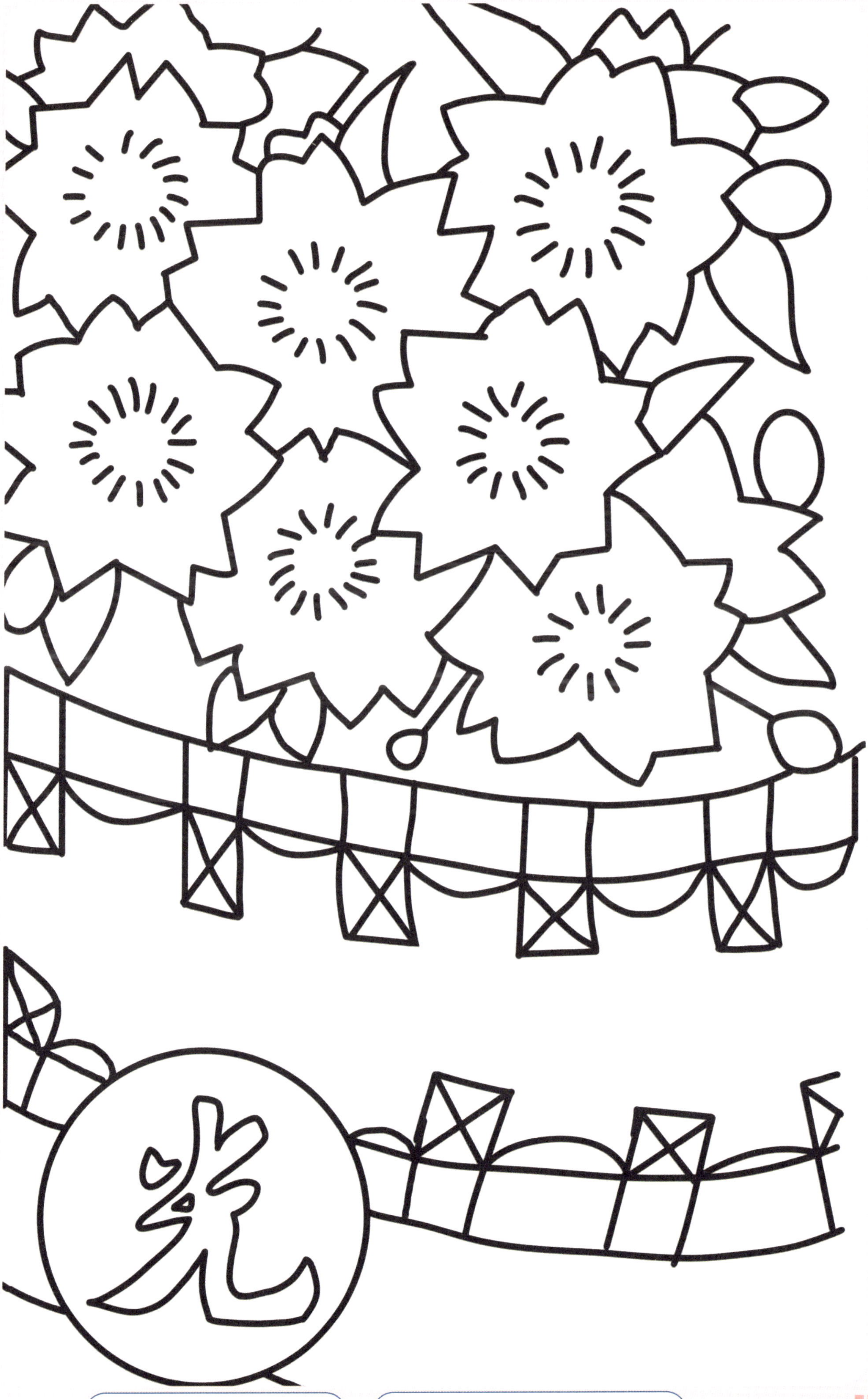

년 월 일

무조건

박상철

내가 필요할 땐 나를 불러줘 언제든지 달려갈게
낮에도 좋아 밤에도 좋아 언제든지 달려갈게
다른 사람들이 나를 부르면 한참을 생각해 보겠지만
당신이 나를 불러준다면 무조건 달려갈 거야
당신을 향한 나의 사랑은 무조건 무조건이야
당신을 향한 나의 사랑은 특급 사랑이야
태평양을 건너 대서양을 건너 인도양을 건너서라도
당신이 부르면 달려갈 거야 무조건 달려갈 거야

3월 벚꽃

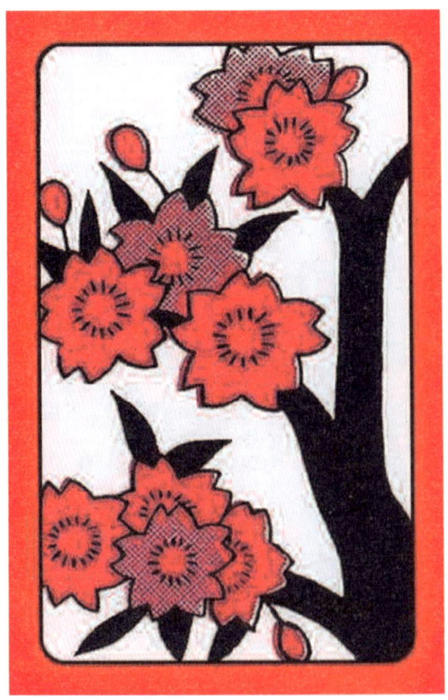

작사: 온누리 작곡: 박현진

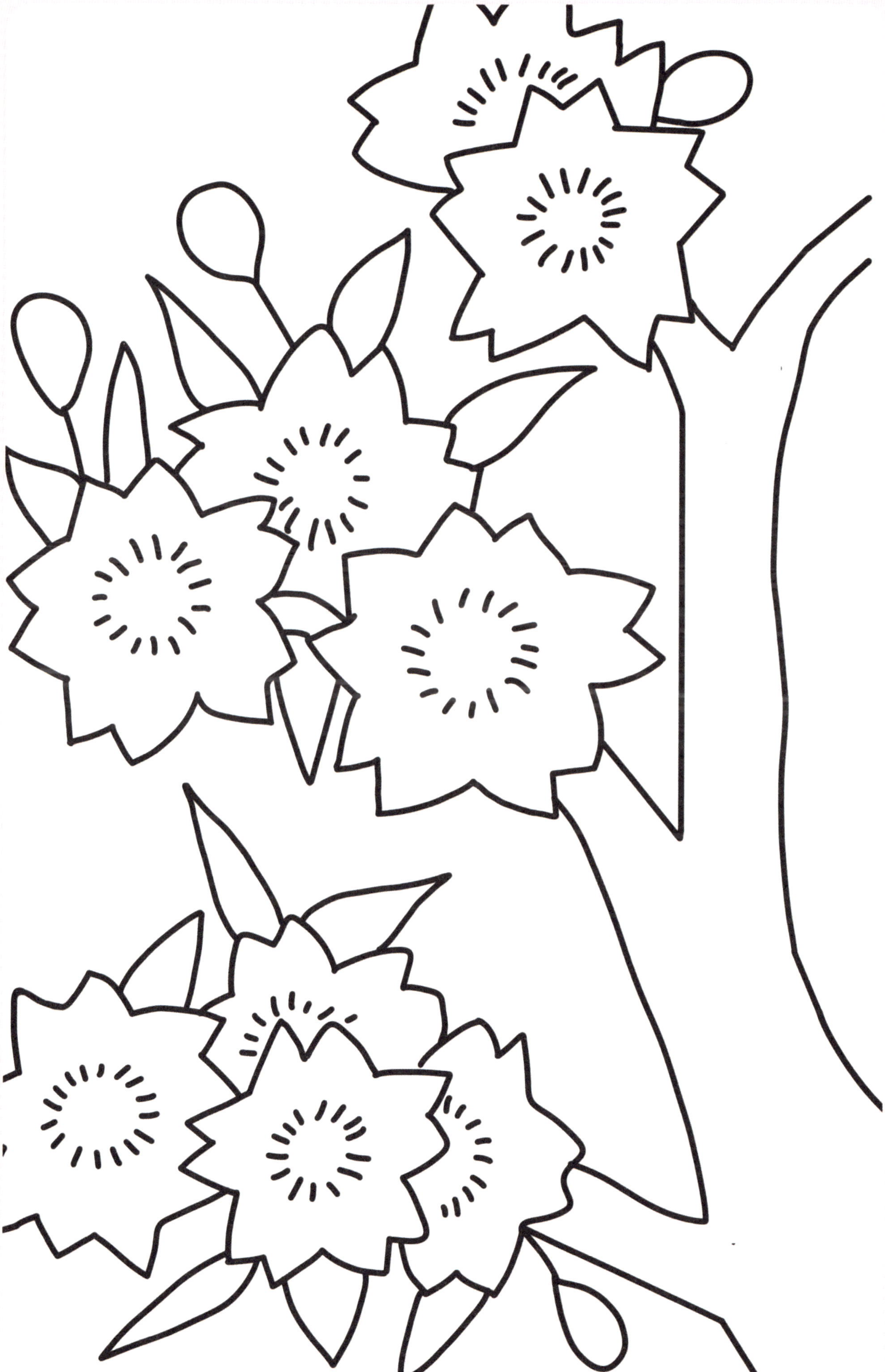

새타령

김세레나

새가 날아든다 왠갖 잡새가 날아든다
새 중에는 봉황새 만수문전에 풍년새
산고곡심 무인처 수림비조 뭍새들이
농촌 화답에 짝을 지어 생긋생긋 날아든다
저 쑥국 새가 울음운다
울어 음 울어 울어 울음운다
이 산으로 가면 쑥국 쑥국
저 산으로 가면 쑥쑥국 쑥국
아하 아히 이히 이히 이히
좌우로 다녀 울음운다

4월 흑싸리(등나무)

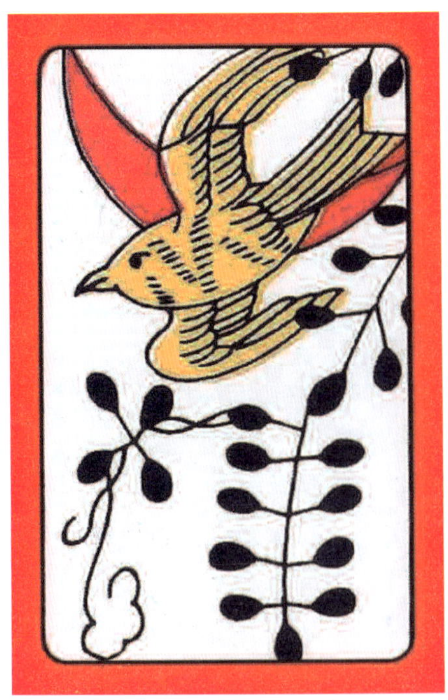

작사: 박희경 작곡: 조두남

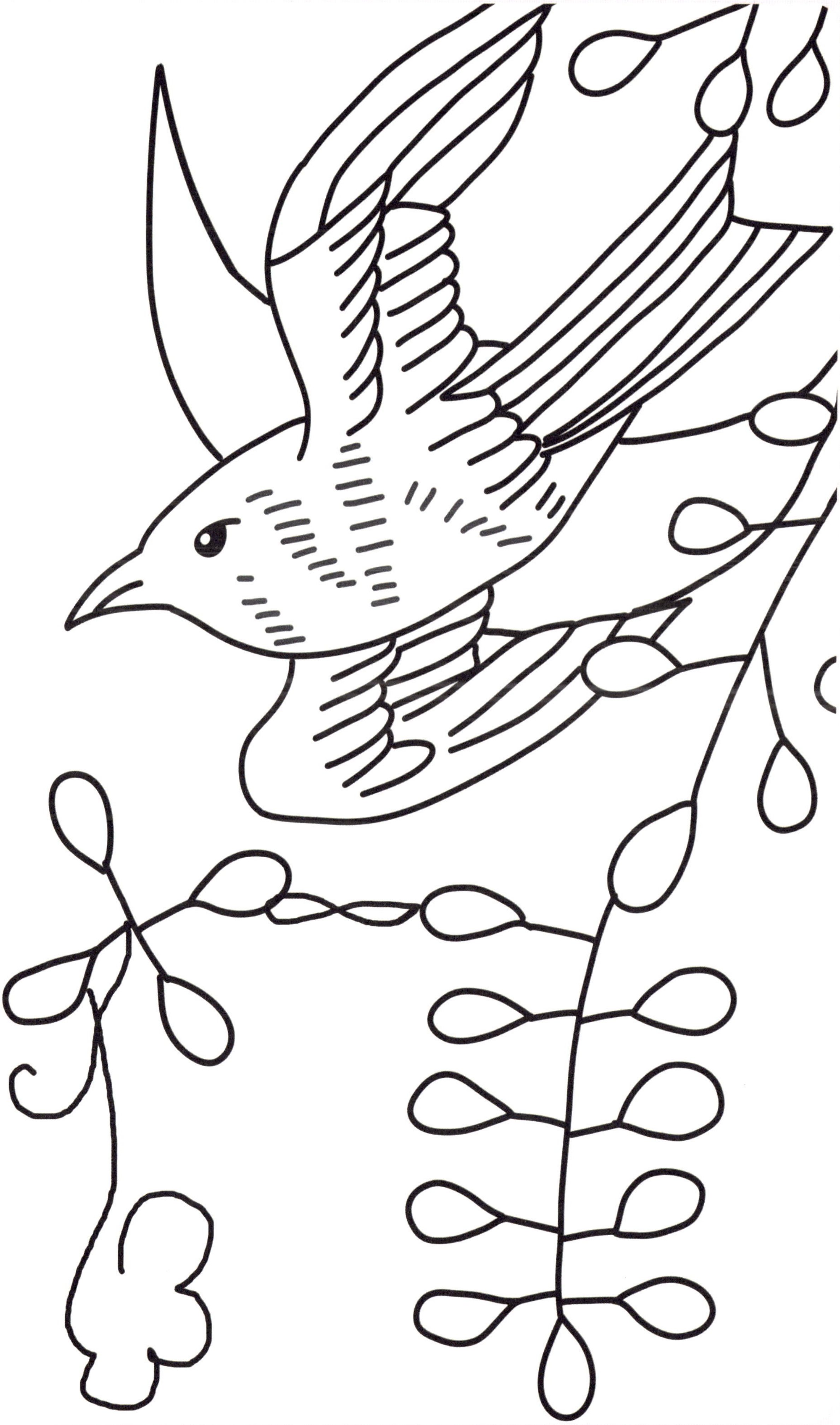

년 월 일

사랑해

라나에로스포

사랑해 당신을 정말로 사랑해
당신이 내곁을 떠나간 뒤에
얼마나 눈물을 흘렸는지 모른다오
예예예 예예예 예예예 예예예
예예예 예예예 예예예 예예예
예예예 예예예 예예예 예예예 예예예 예예예
사랑해 당신을 정말로 사랑해

4월 흑싸리(등나무)

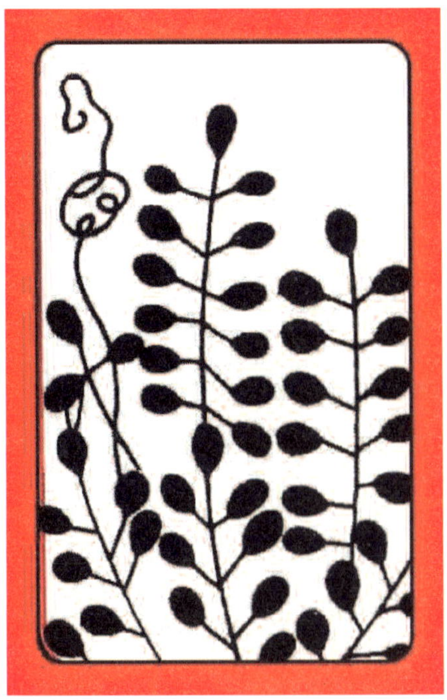

작사: 오경운 작곡: 변혁

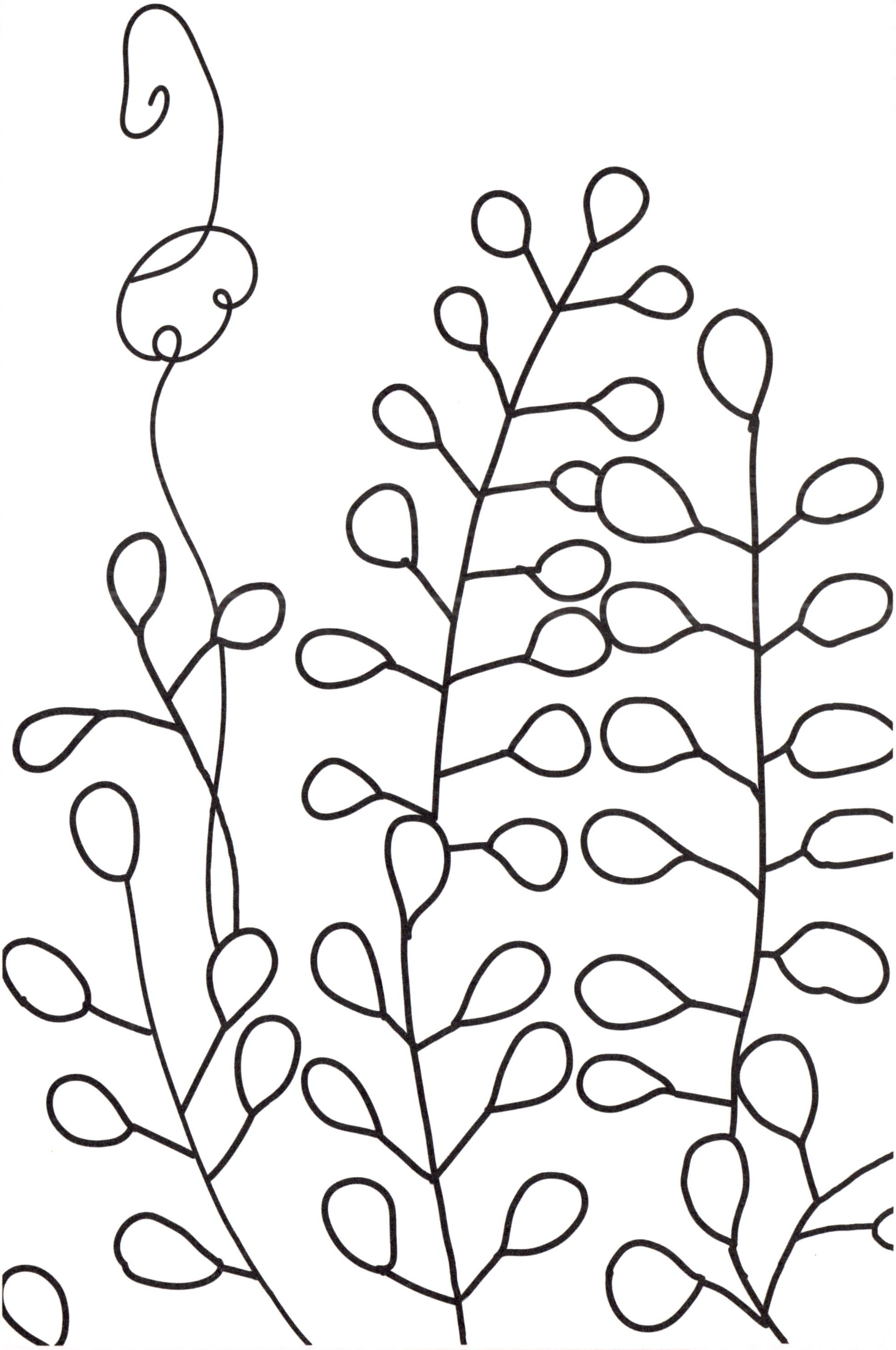

년 월 일

보릿고개 ● 진성

아야 뛰지마라 배 꺼질라
가슴시린 보릿고갯길
주린 배 잡고 물 한바가지 배 채우시던
그 세월을 어찌 사셨소
초근목피에 그 시절
바람결에 지워져 갈 때
어머님 설움 잊고 살았던 한 많은 보릿고개여
풀피리 꺾어 불던 슬픈 곡조는
어머님의 한숨이었소

5월 꽃창포

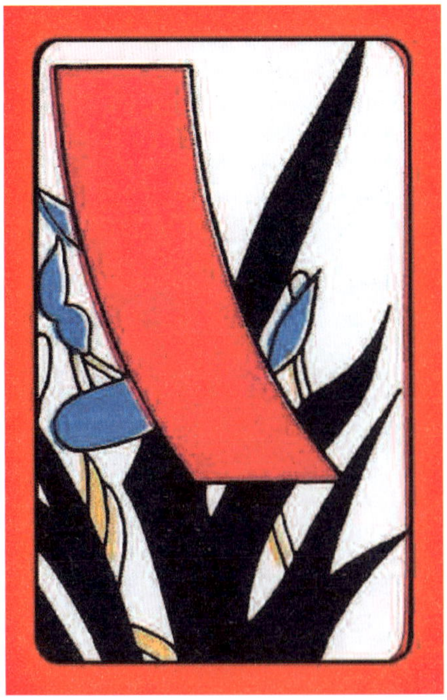

● 작사: 진성 작곡: 김도일

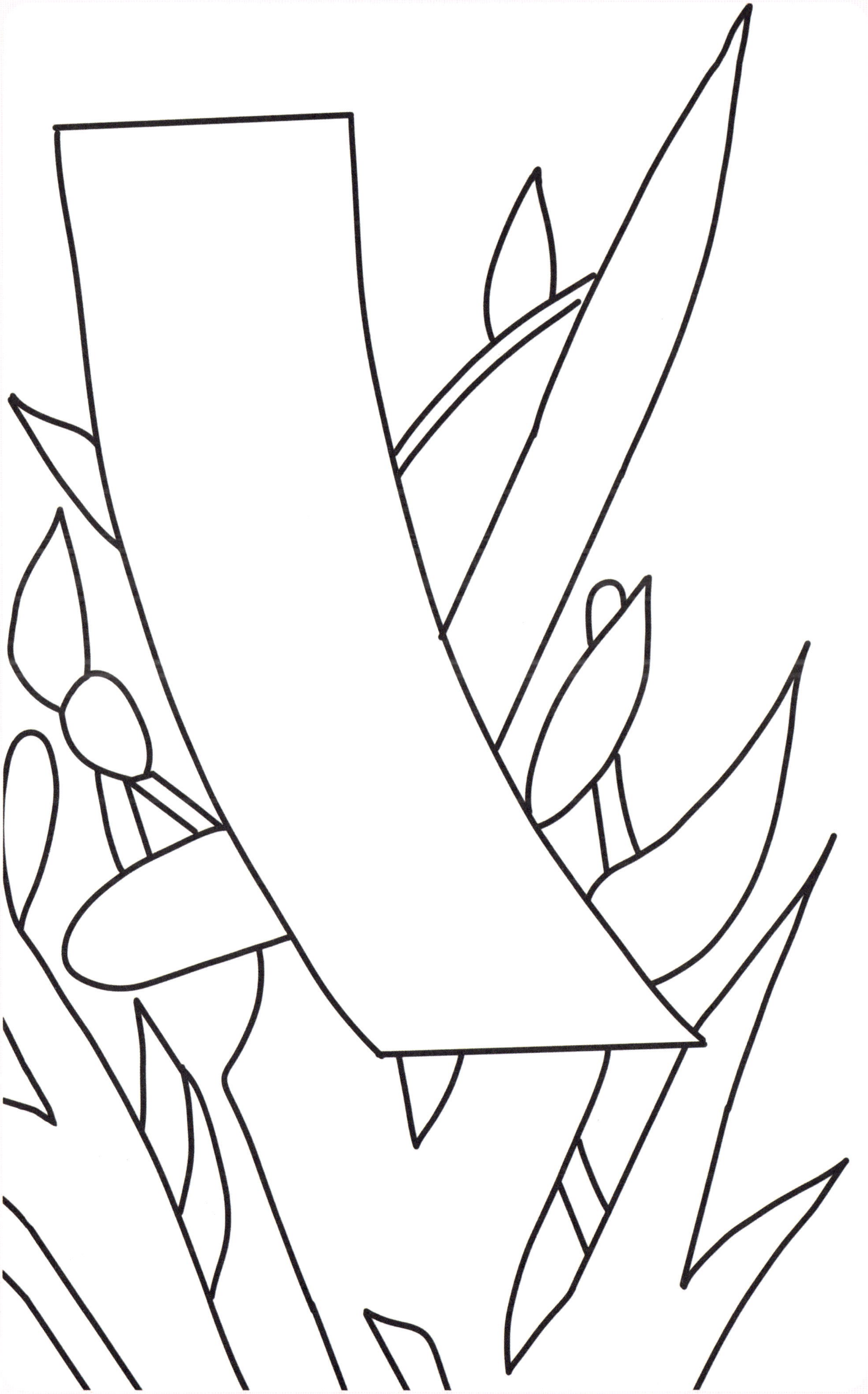

년 월 일

보랏빛 엽서

설운도

보라빛 엽서에 실려온 향기는
당신의 눈물인가 이별의 마음인가
한숨 속에 묻힌
사연 지워 보려 해도
떠나버린 당신 마음
붙잡을 수 없네
오늘도 가버린 당신의 생각엔
눈물로 써 내려간 얼룩진 일기장엔
다시 못 올 그대 모습 기다리는 사연
다시 못 올 그대 모습 기다리는 사연

5월 꽃창포

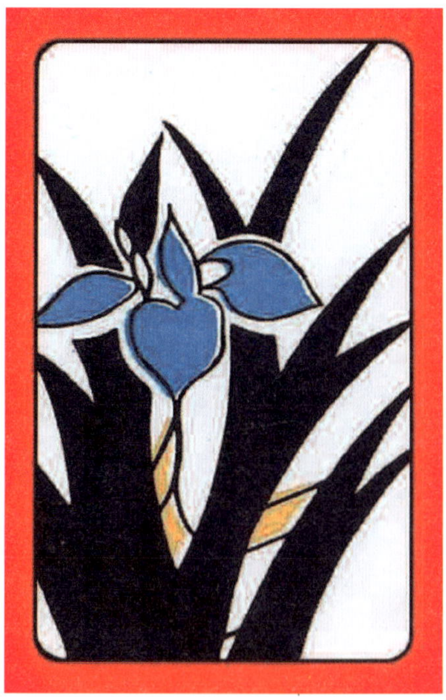

작사: 김연일 작곡: 설운도

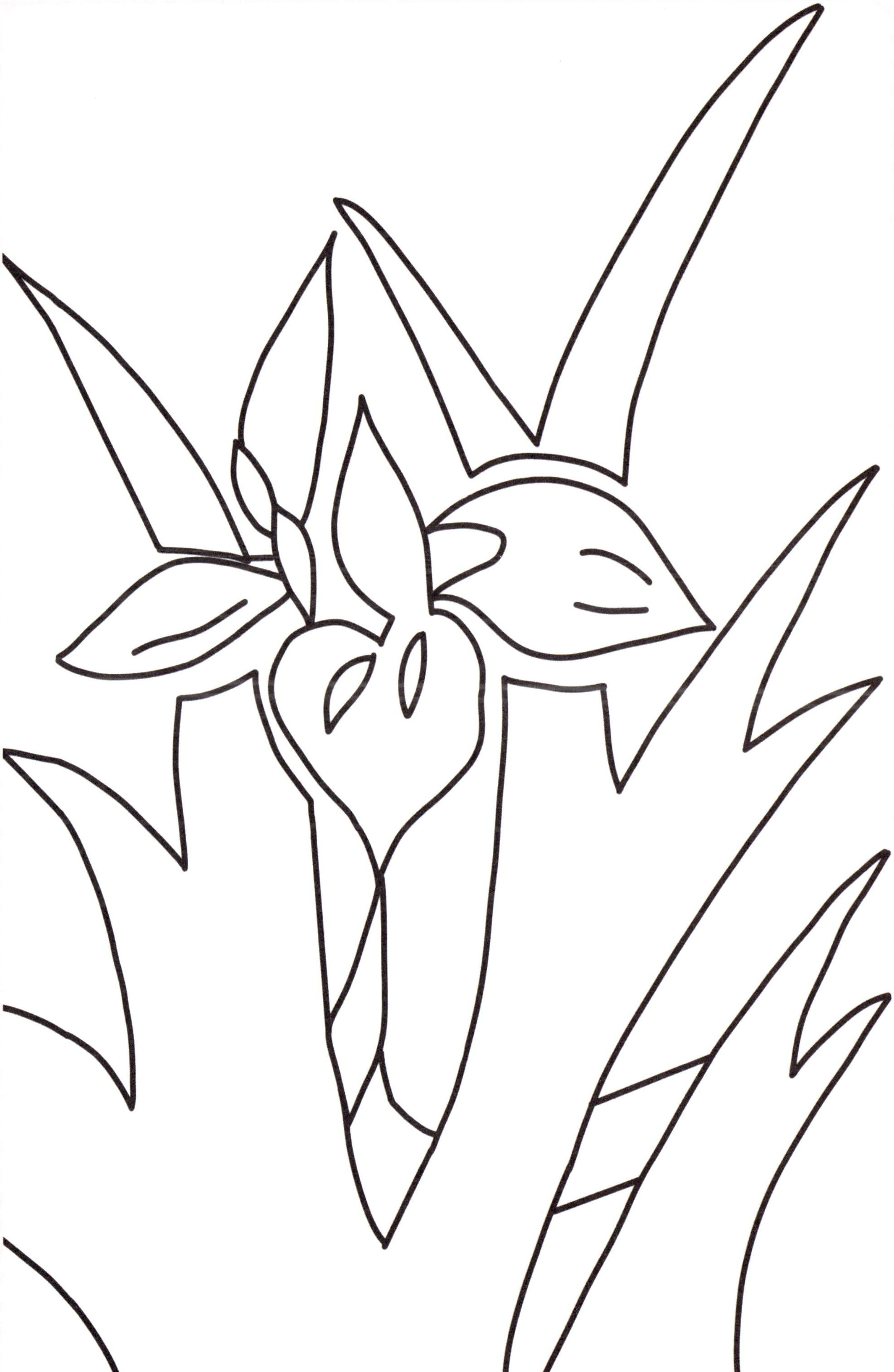

년 월 일

그때 그 사람

심수봉

비가 오면 생각나는 그 사람
언제나 말이 없던 그 사람
사랑의 괴로움을 몰래 감추고
떠난 사람 못 잊어서 울던 그 사람
그 어느 날 차안에서 내게 물었지
세상에서 제일 슬픈 게 뭐냐고
사랑보다 더 슬픈 건 정이라며
고개를 떨구던 그때 그 사람

외로운 병실에서 기타를 쳐주고
위로하며 다정했던 사랑한 사람
안녕이란 단 한마디 말도 없이
지금은 어디에서 행복할까
어쩌다 한 번쯤은 생각해줄까
지금도 보고 싶은 그때 그 사람

작사, 작곡: 심수봉

6월 목단(모란)

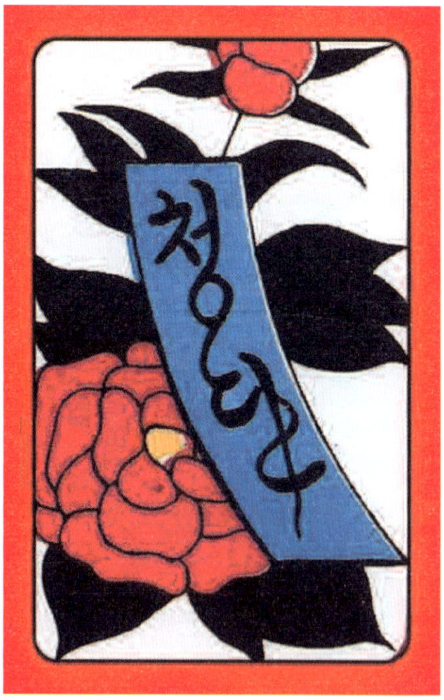

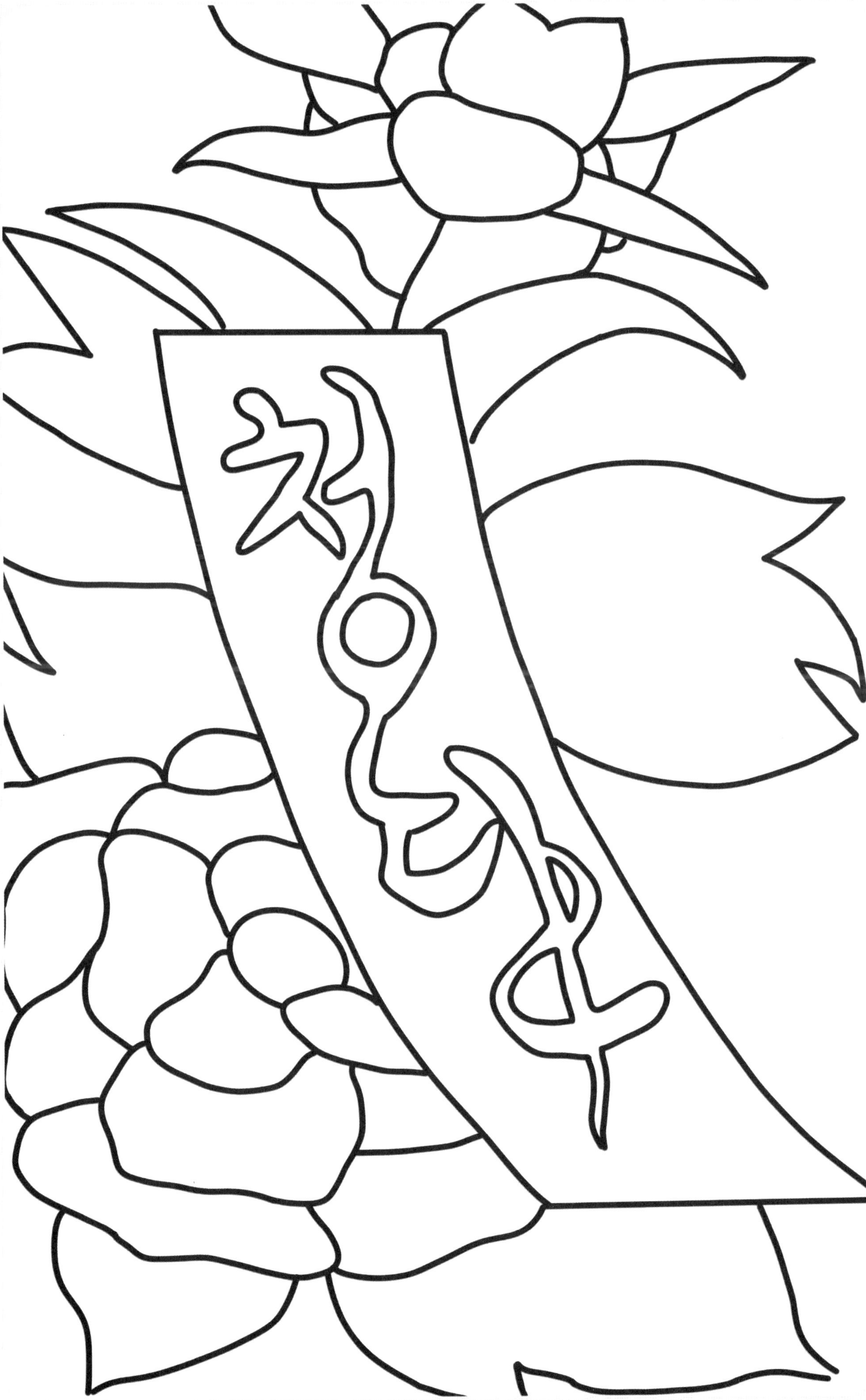

년 월 일

우리 어머니

이효정

긴 머리 땋아틀어
은비녀 꽂으시고 옥색 치마 차려입고
사뿐사뿐 걸으시면
천사처럼 고왔던 우리 어머니
여섯 남매 배곯을까 치마끈 졸라매고
가시밭길 헤쳐가며 살아오셨네
해진 옷 기우시며 긴 밤을 지새울 때
어디선가 부엉이가 울어대면은
어머님도 울었답니다

6월 목단(모란)

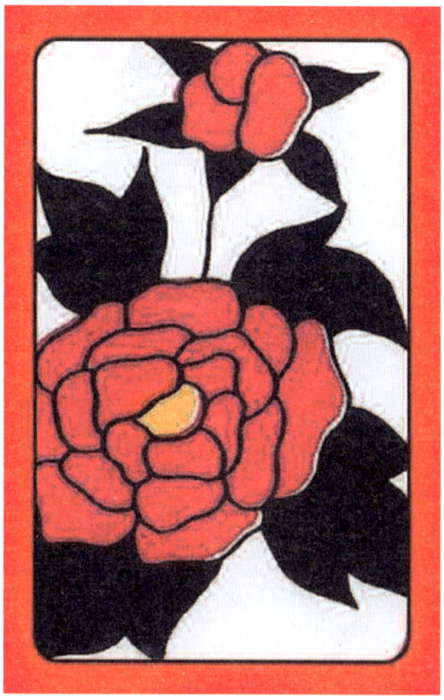

작사: 이효정 작곡: 박성훈

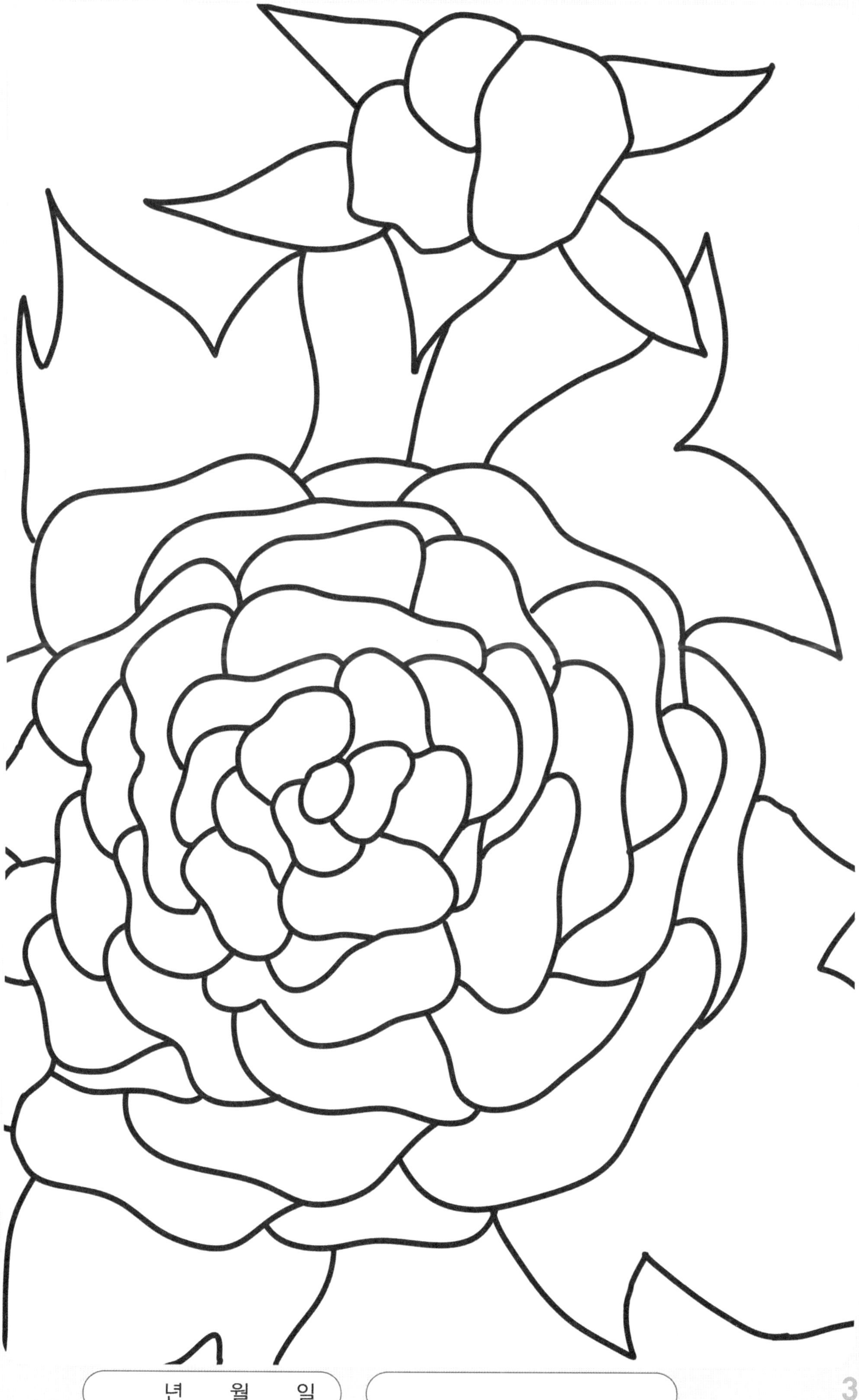

년 월 일

남행열차

김수희

비 내리는 호남선 남행열차에
흔들리는 차창 너머로
빗물이 흐르고 내 눈물도 흐르고
잃어버린 첫사랑도 흐르네
깜박깜박이는 희미한 기억 속에
그때 만난 그 사람 말이 없던 그 사람
자꾸만 멀어지는데
만날 순 없어도 잊지는 말아요
당신을 사랑했어요

만날 순 없어도 잊지는 말아요
당신을 사랑했어요

7월 홍싸리

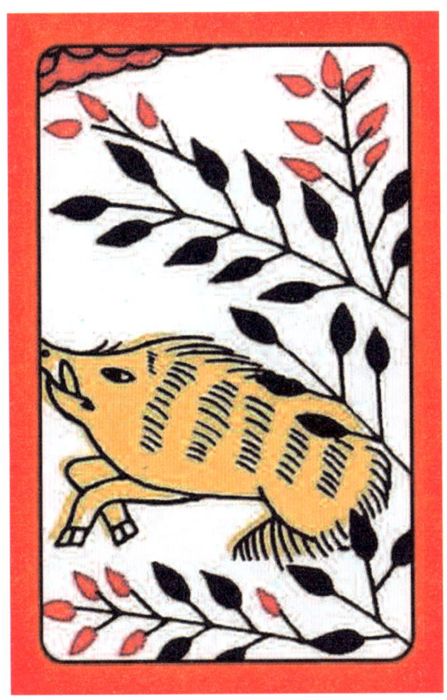

작사: 정혜경 작곡: 김진룡

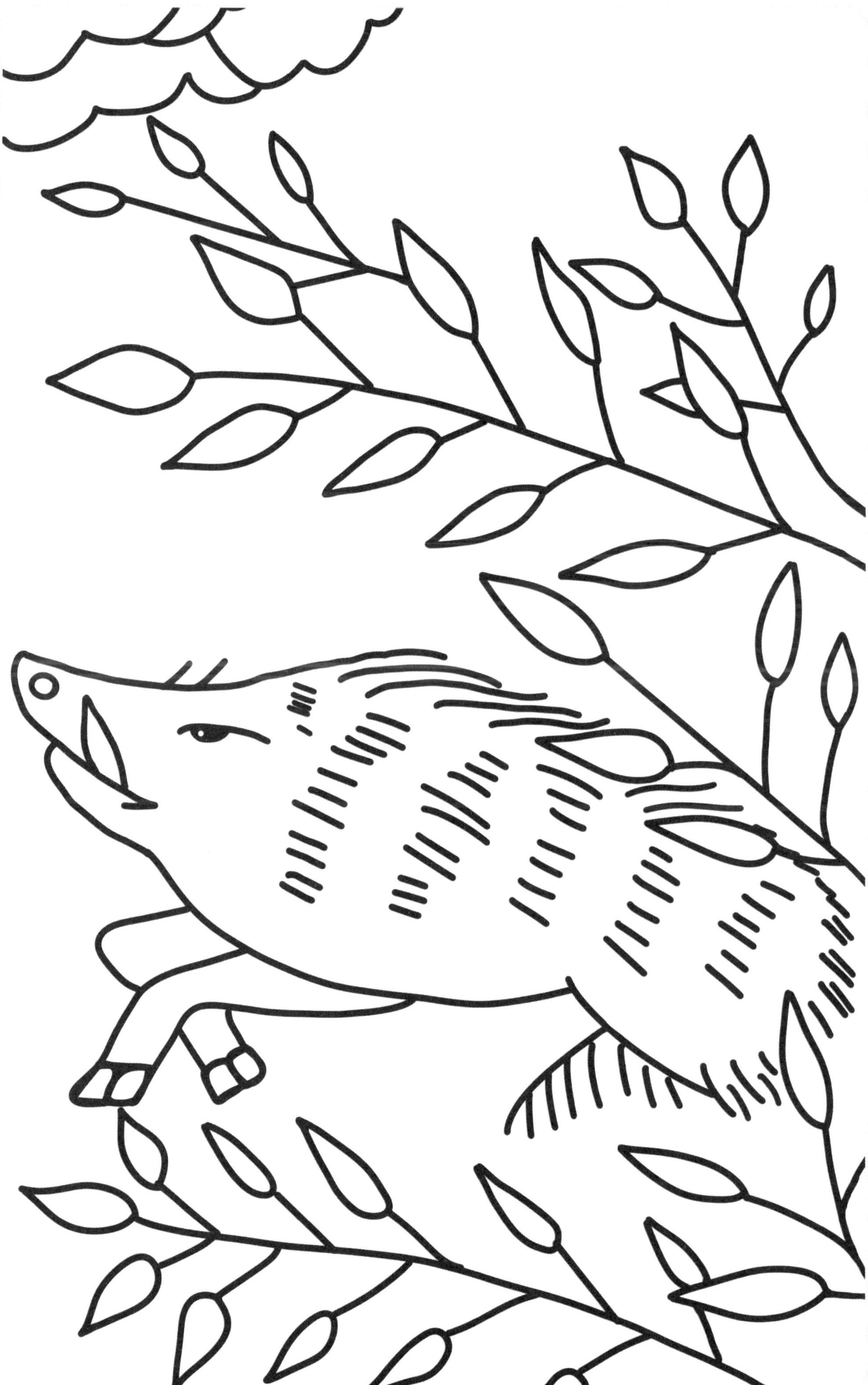

년 월 일

어부의노래

박양숙

푸른 물결 춤추고
갈매기 떼 넘나들던 곳
내 고향집 오막살이가
황혼 빛에 물들어 간다
어머님은 된장국 끓여
밥상 위에 올려놓고
고기 잡는 아버지를
밤새워 기다리신다
그리워라 그리워라
푸른 물결 춤추는 그 곳
아 아아아 저 멀리서
어머님이 나를 부른다

7월 홍싸리

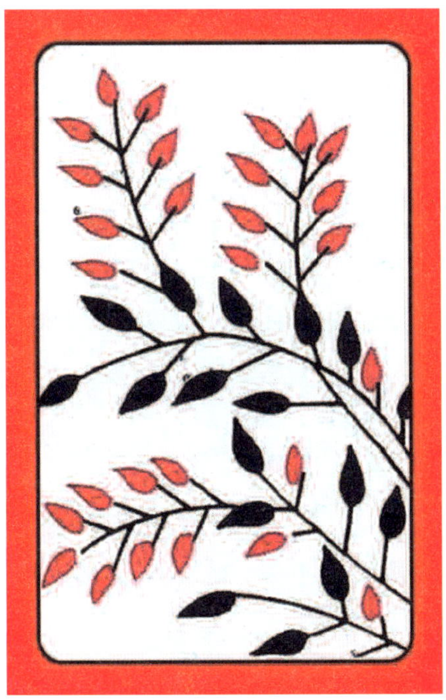

작사, 작곡: 이형탁

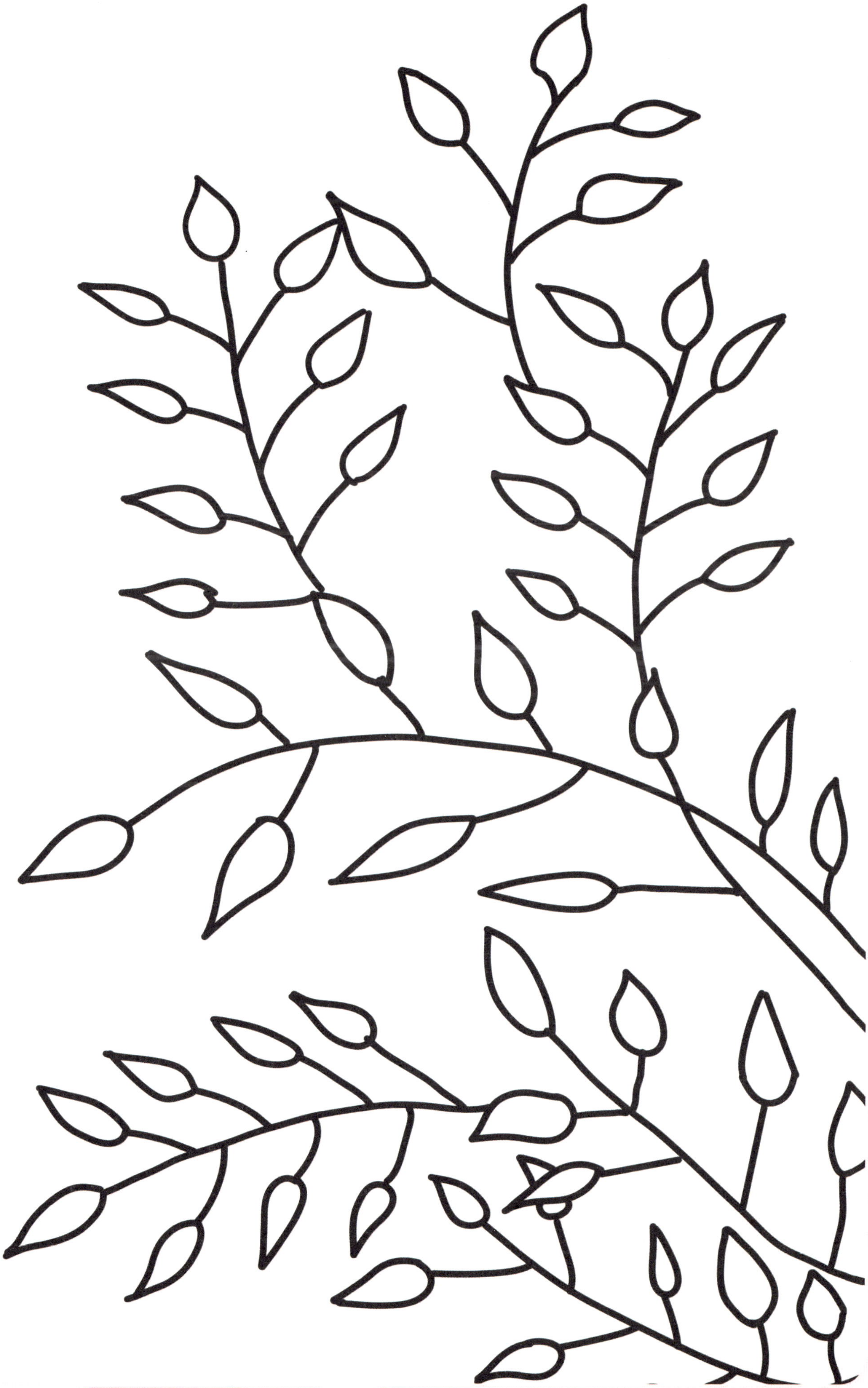

년 월 일

꿈에 본 내 고향

한정무

고향이 그리워도 못가는 신세
저 하늘 저 산 아래 아득한 천리
언제나 외로워라 타향에서 우는 몸
꿈에 본 내 고향이 마냥 그리워

고향을 떠나온지 몇몇 해던가
타관 땅 돌고 돌아 헤메는 이몸
내 부모 내 형제를 그 언제나 만나리
꿈에 본 내 고향을 차마 못 잊어

8월 공산명월

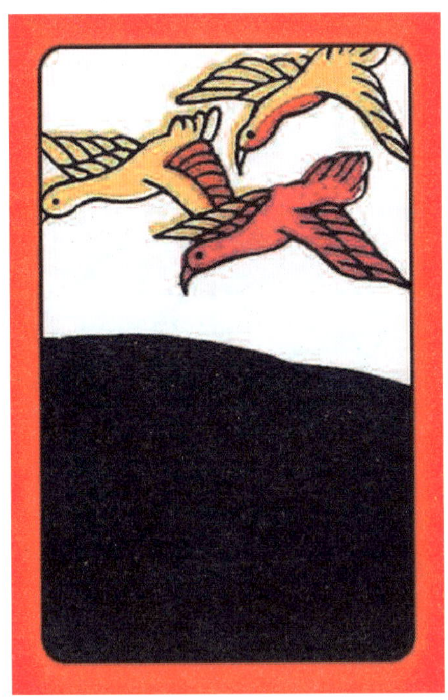

작사: 박두환 작곡: 김기태

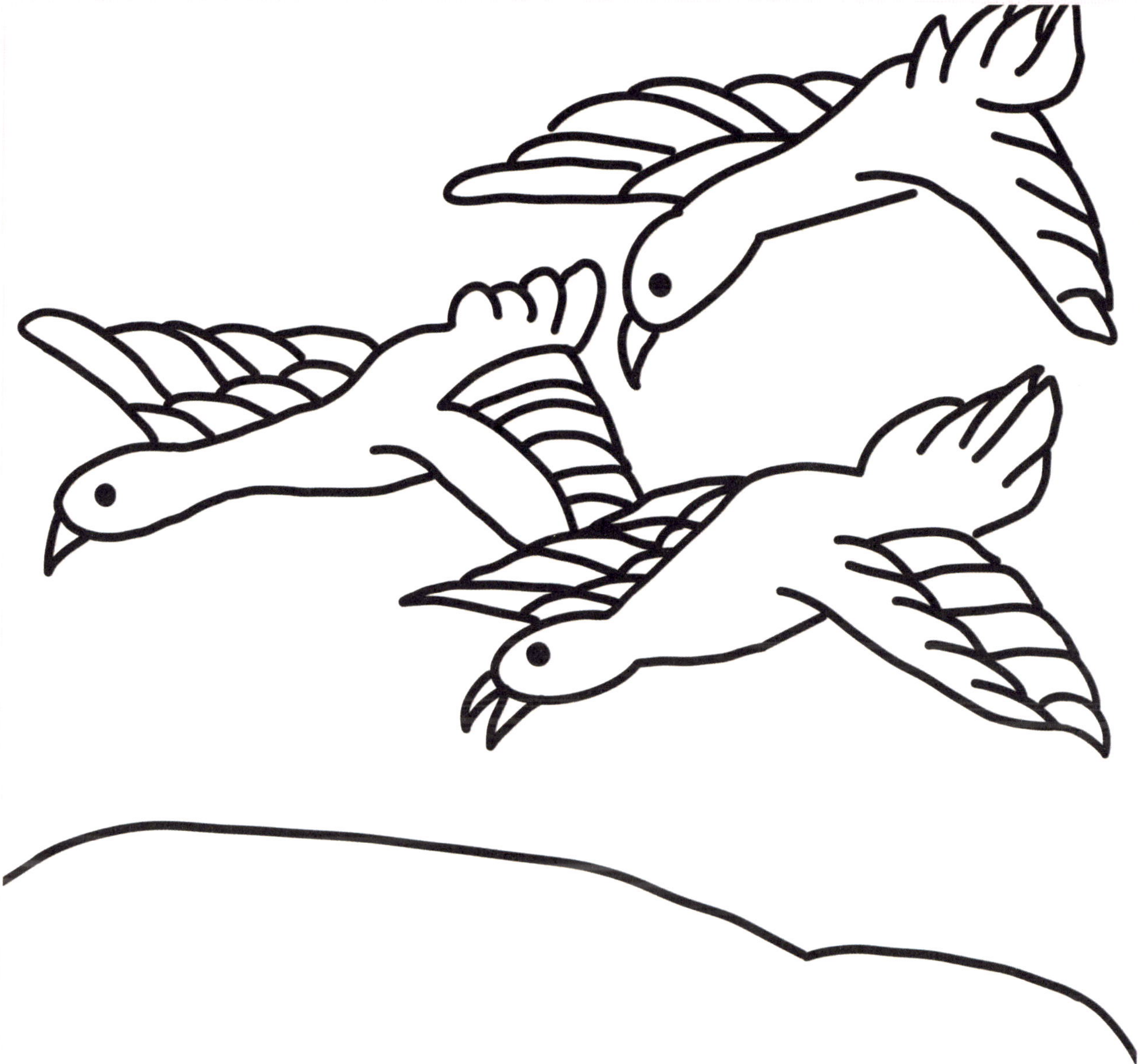

년 월 일

한 많은 대동강

손인호

한 많은 대동강아 변함없이 잘 있느냐
모란봉아 을밀대야 네 모양이 그립구나
철조망이 가로막혀 다시 만날 그때까지
아아아 소식을 물어본다 한 많은 대동강아

대동강 부벽루야 뱃노래가 그립구나
귀에 익은 수심가를 다시 한 번 불러본다
편지 한 장 전할 길이 이다지도 없을 소냐
아아아 썼다가 찢어버린 한 많은 대동강아

8월 공산명월

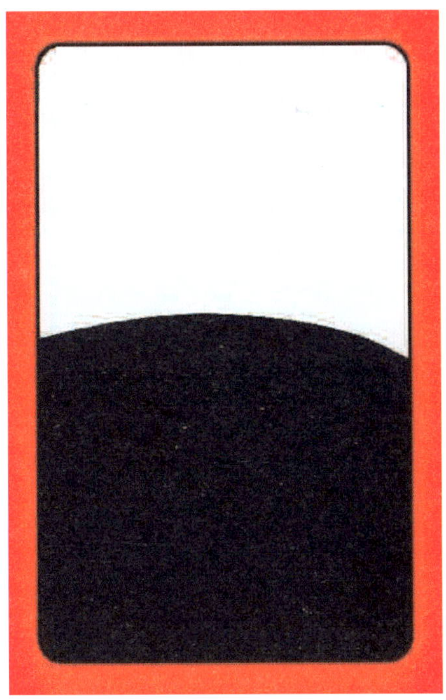

작사: 야인초 작곡: 한복남

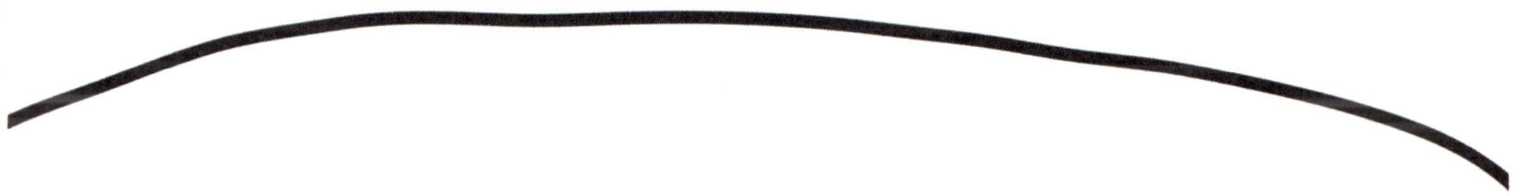

바램 · 노사연

내 손에 잡은 것이 많아서 손이 아픕니다
등에 짊어진 삶의 무게가 온 몸을 아프게 하고
매일 해결해야 하는 일 땜에 내 시간도 없이 살다가
평생 바쁘게 걸어 왔으니 다리도 아픕니다
내가 힘들고 외로워질 때 내 얘길 조금만 들어 준다면
어느 날 갑자기 세월의 한복판에 덩그러니 혼자 있진 않겠죠
큰 것도 아니고 아주 작은 한 마디
지친 나를 안아 주면서
사랑한다
정말 사랑한다는
그 말을 해 준다면
나는 사막을 걷는다 해도
꽃길이라 생각할 겁니다
우린 늙어가는 것이 아니라
조금씩 익어가는 겁니다

9월 국화

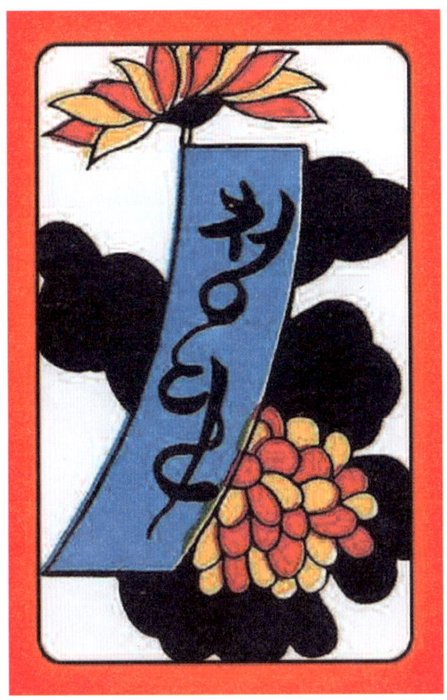

작사, 작곡: 김종환

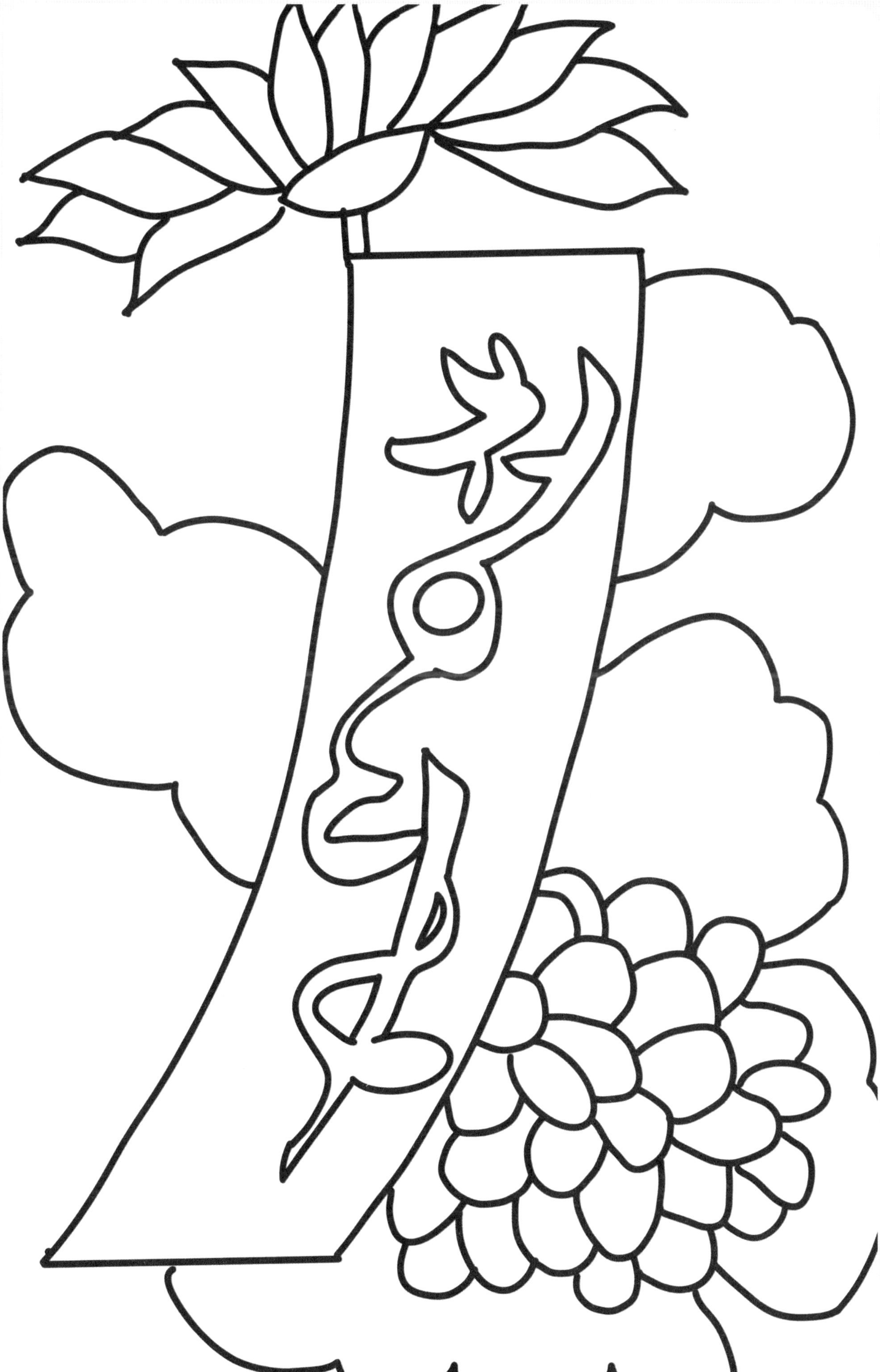

코스모스 피어 있는 길

김상희

코스모스 한들한들 피어 있는 길
향기로운 가을 길을 걸어갑니다
기다리는 마음같이 초조하여라
단풍 같은 마음으로 노래합니다
길어진 한숨이 이슬에 맺혀서
찬바람 미워서 꽃 속에 숨었나
코스모스 한들한들 피어 있는 길
향기로운 가을 길을 걸어갑니다
길어진 한숨이 이슬에 맺혀서
찬바람 미워서 꽃 속에 숨었나
코스모스 한들한들 피어 있는 길
향기로운 가을 길을 걸어갑니다
걸어갑니다

9월 국화

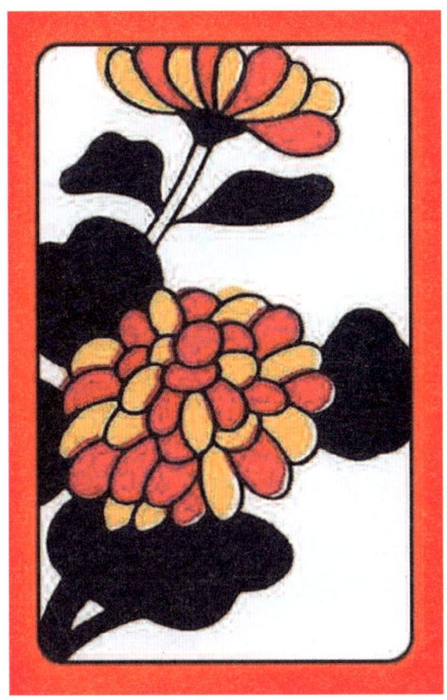

작사: 하중리 작곡: 김강섭

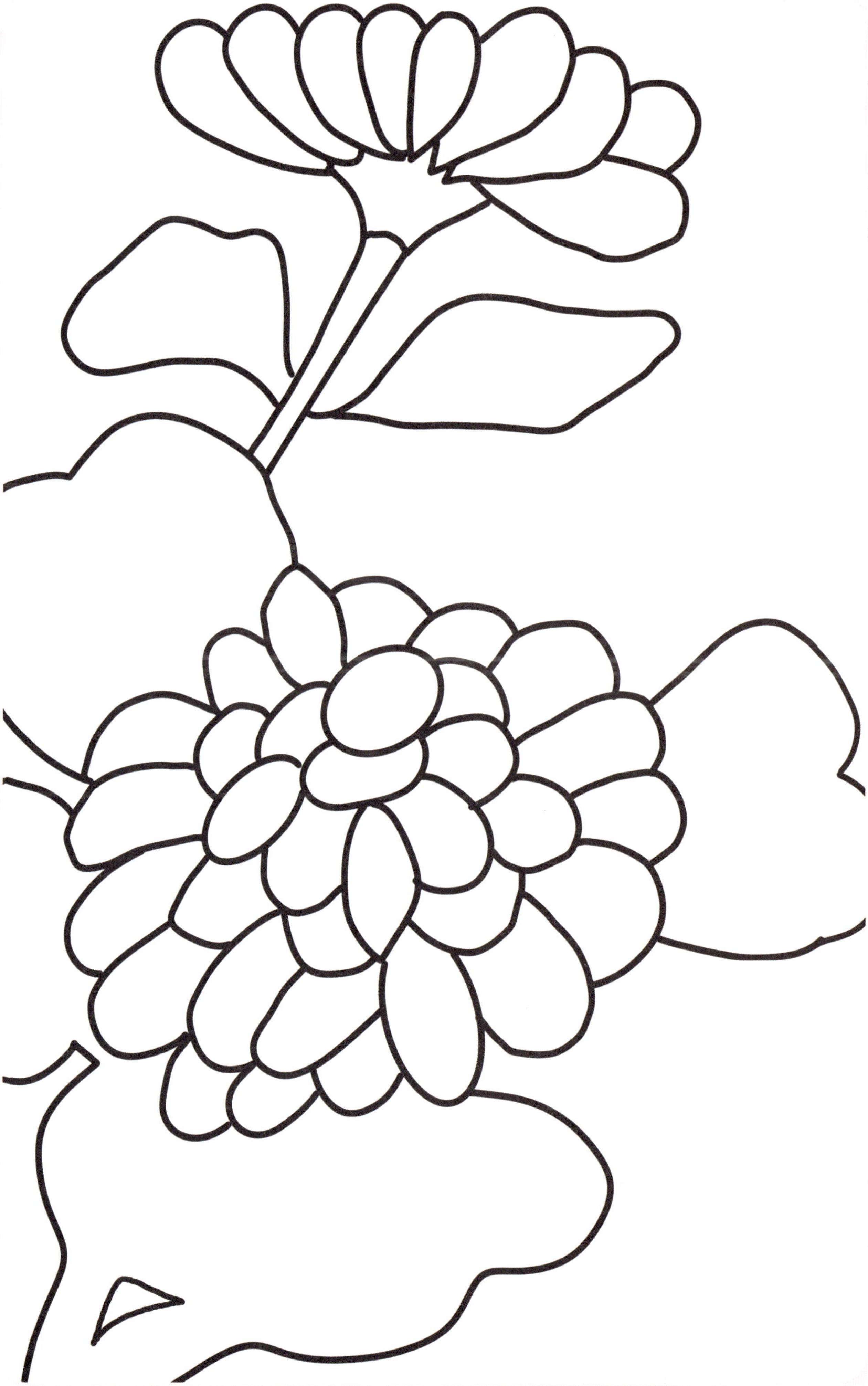

여자의 일생

이미자

참을 수가 없도록 이 가슴이 아파도
여자이기 때문에 말 한 마디 못하고
헤아릴 수 없는 설움 혼자 지닌 채
고달픈 인생 길을 허덕이면서
아아 참아야 한다기에
눈물로 보냅니다 여자의 일생

견딜 수가 없도록 외로워도 슬퍼도
여자이기 때문에 참아야만 한다고
내 스스로 내 마음을 달래어 가며
비탈진 언덕길을 허덕이면서
아아 참아야 한다기에
눈물로 보냅니다 여자의 일생

10월 단풍

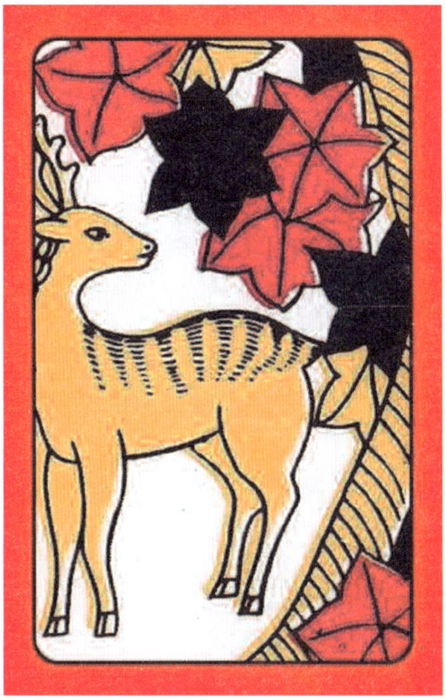

작사: 한산도 작곡: 백영호

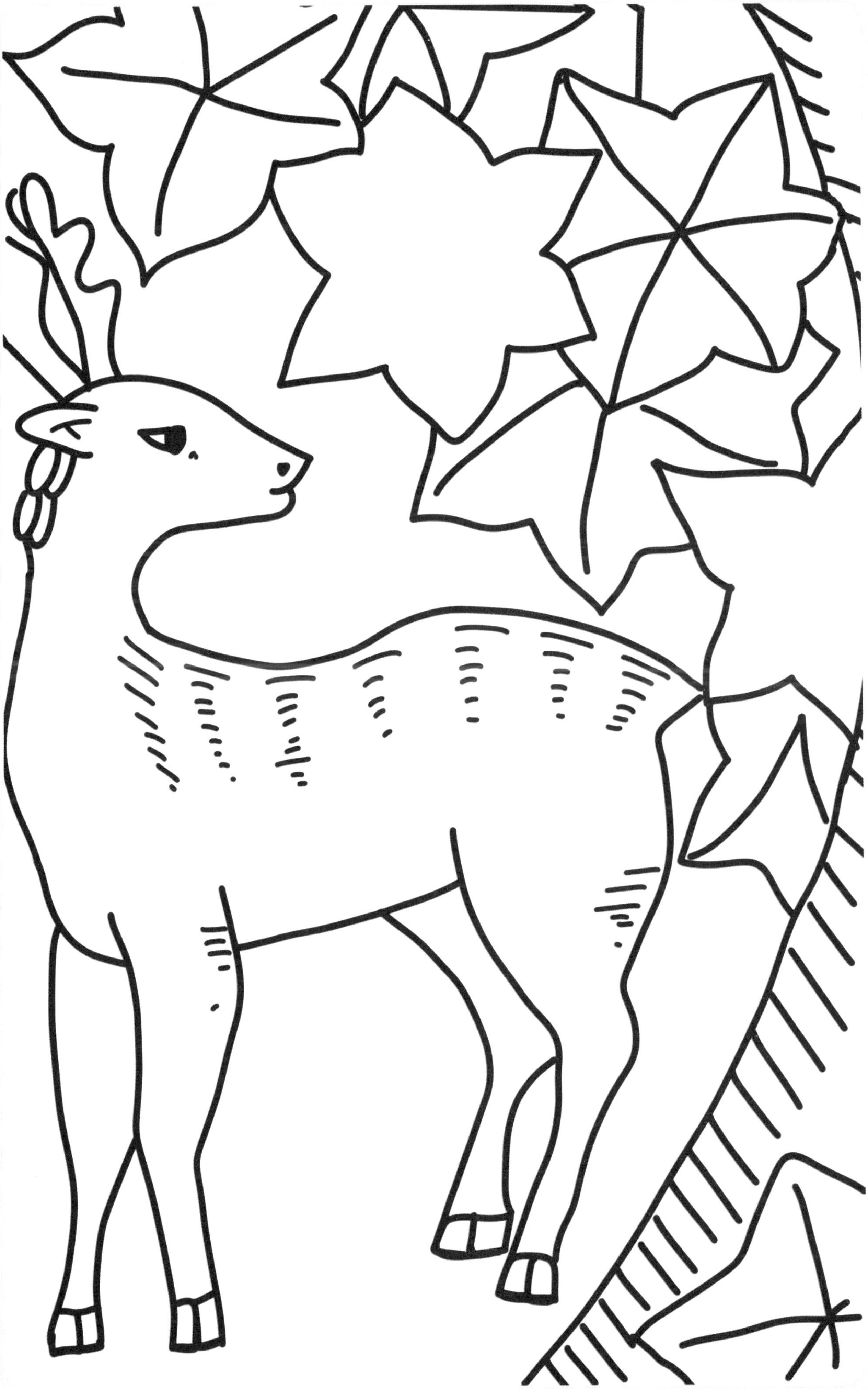

년 월 일

홍시 ● 나훈아

생각이난다 홍시가 열리면
울 엄마가 생각이 난다
자장가 대신 젖가슴을 내주던
울 엄마가 생각이 난다
눈이 오면 눈 맞을세라
비가 오면 비젖을세라
험한 세상 넘어질세라
사랑때매 울먹일세라
그리워진다 홍시가 열리면
울 엄마가 그리워진다
눈에 넣어도 아프지도 않겠다던
울 엄마가 그리워진다

10월 단풍

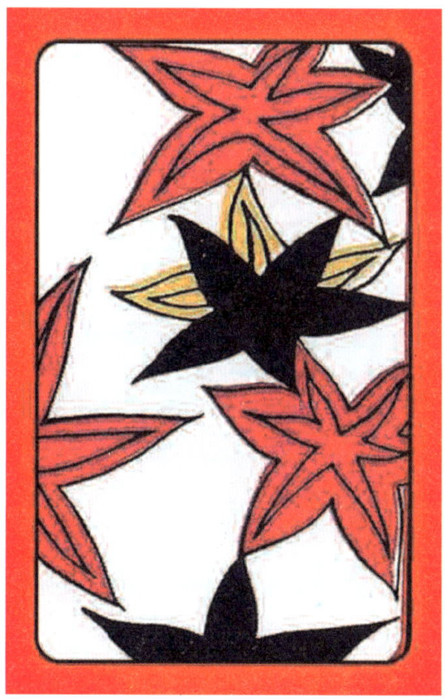

● 작사, 작곡: 나훈아

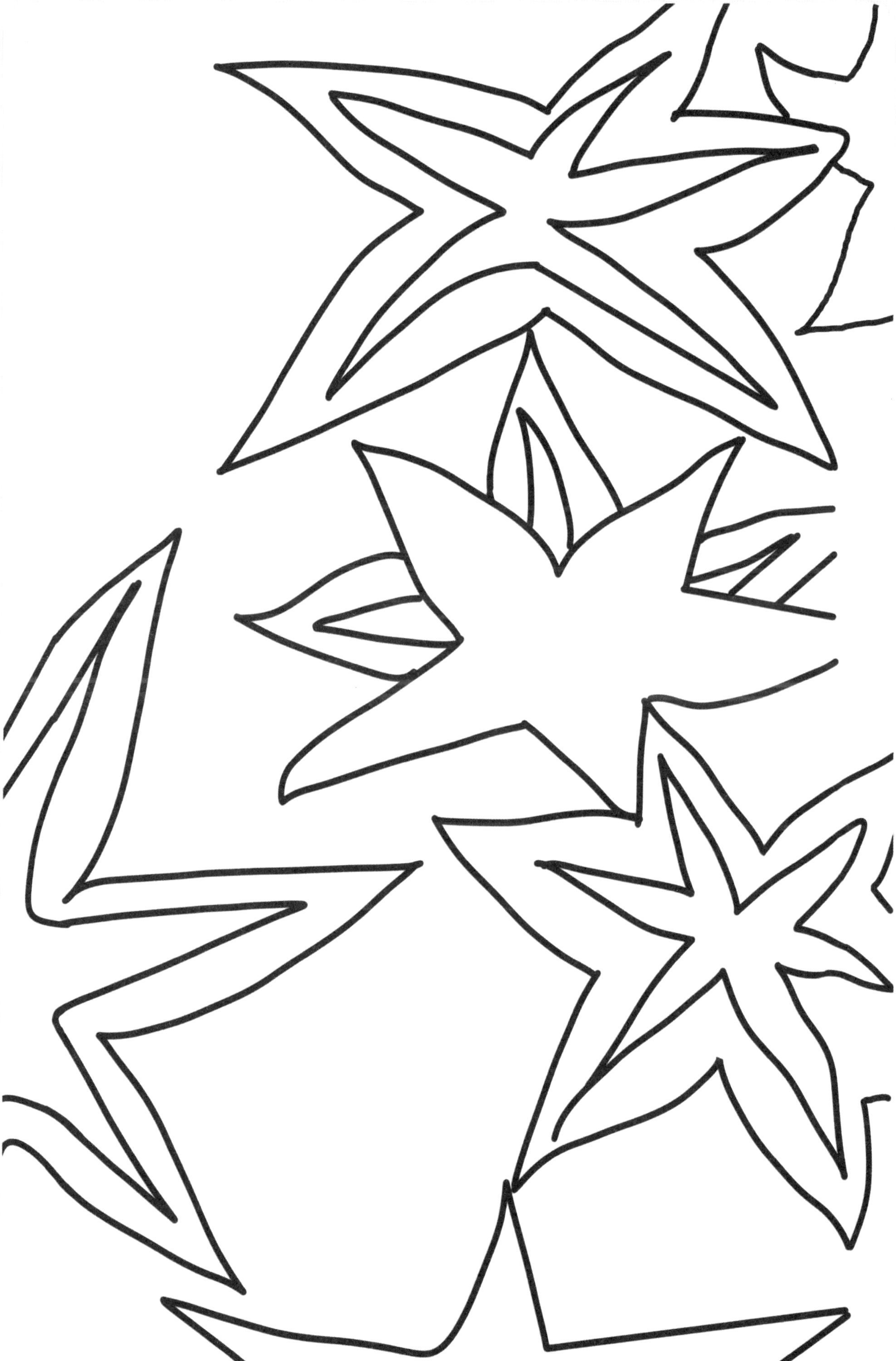

년 월 일

부초 같은 인생

김용임

내 인생 고달프다 울어본다고
누가 내 맘 알리요
어차피 내가 택한 길이 아니냐
웃으면서 살아가보자
천 년을 살리요 몇 백 년을 살다 가리요
세상은 가만있는데 우리만 변하는 구려
아아아아 아 아아 아 부초 같은 우리네 인생
아 아 아 아아아 우리네 인생
아 아 아 아아아 우리네 인생

11월 오동

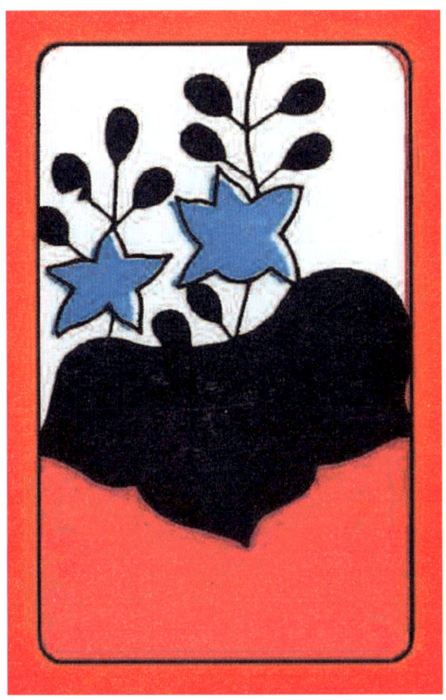

작사: 상준 작곡: 공호석

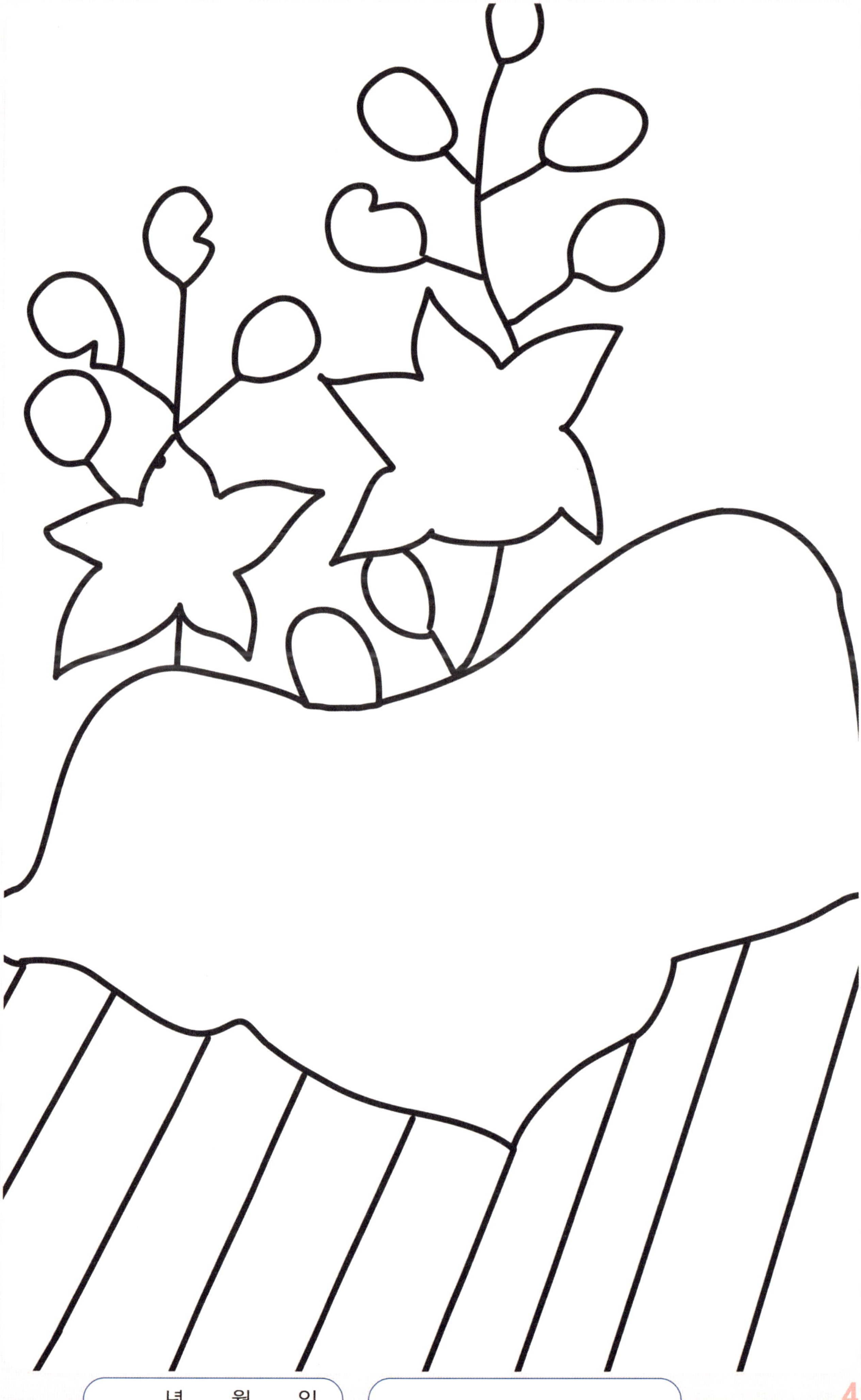

년 월 일

백치 아다다

문주란

초여름 산들바람 고운 볼에 스칠 때
검은머리 큰비녀에 다홍치마 어여뻐라
꽃가마에 미소 짓는 말 못 하는 아다다여
차라리 모를 것을 짧은 날의 그 행복
가슴에 못 박고서 떠나버린 님 그리워
별 아래 울며 새는
검은 눈의 아 아다다여

11월 오동

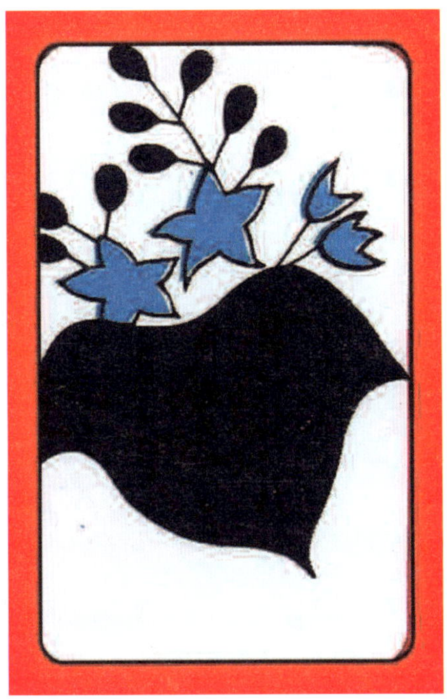

작사: 홍은원 작곡: 김동진

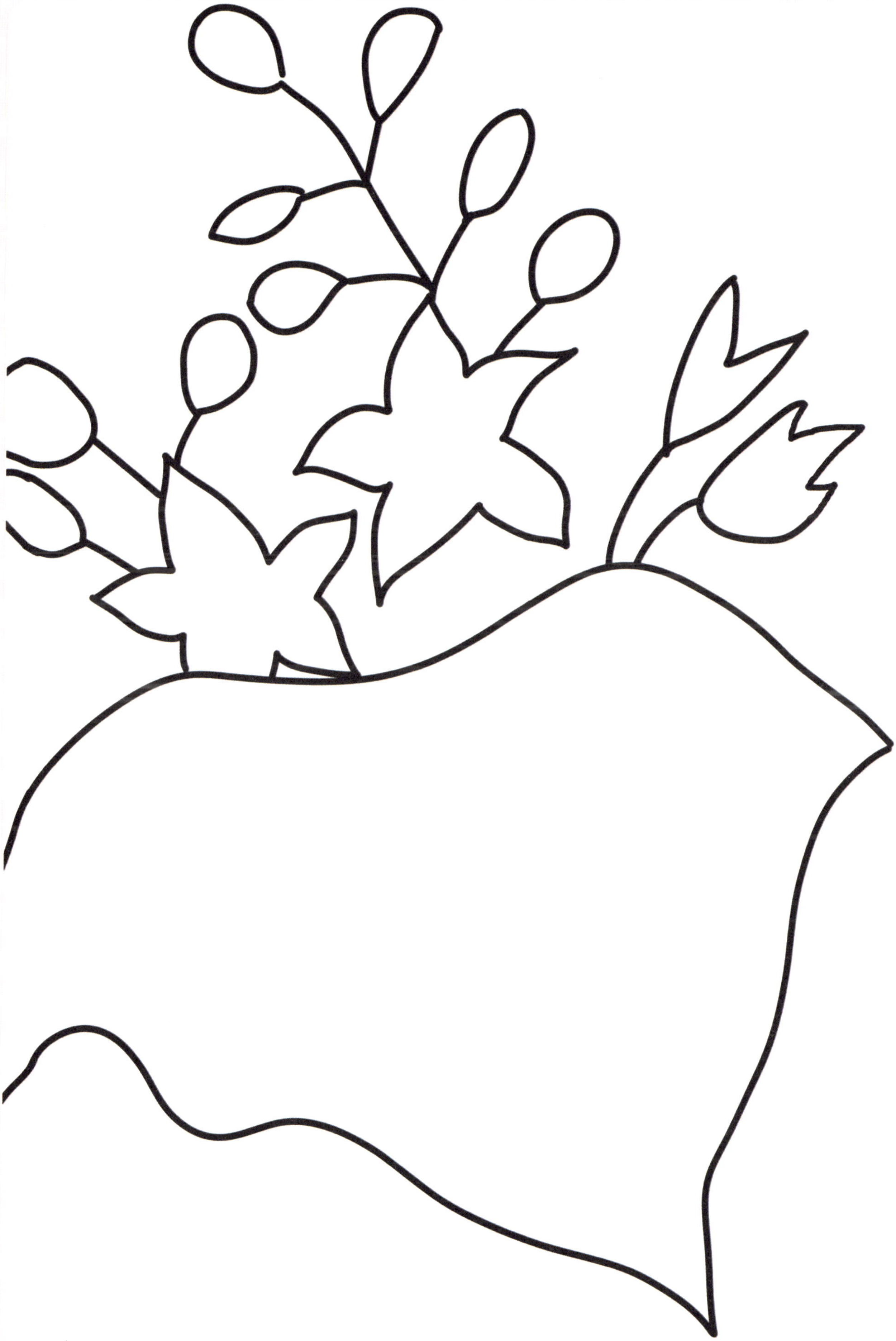

년 월 일

어느 60대 노부부 이야기

김광석

곱고 희던 그 손으로 넥타이를 매어주던 때
어렴풋이 생각나오 여보 그때를 기억하오
막내아들 대학시험 뜬 눈으로 지내던 밤들
어렴풋이 생각나오 여보 그때를 기억하오
세월은 그렇게 흘러 여기까지 왔는데
인생은 그렇게 흘러 황혼에 기우는데
큰 딸아이 결혼식 날 흘리던 눈물방울이
이제는 모두 말라 여보 그눈물을 기억하오

세월이 흘러감에 흰머리가 늘어가네
모두다 떠난다고 여보 내손을 꼭 잡았소
세월은 그렇게 흘러 여기까지 왔는데
인생은 그렇게 흘러 황혼에 기우는데
다시 못올 그 먼길을
어찌 혼자 가려하오
여기 날 홀로 두고
여보 왜 한마디 말이 없소
여보 안녕히 잘 가시게
여보 안녕히 잘 가시게
여보 안녕히 잘 가시게

작사, 작곡: 김목경

12월 비(雨)

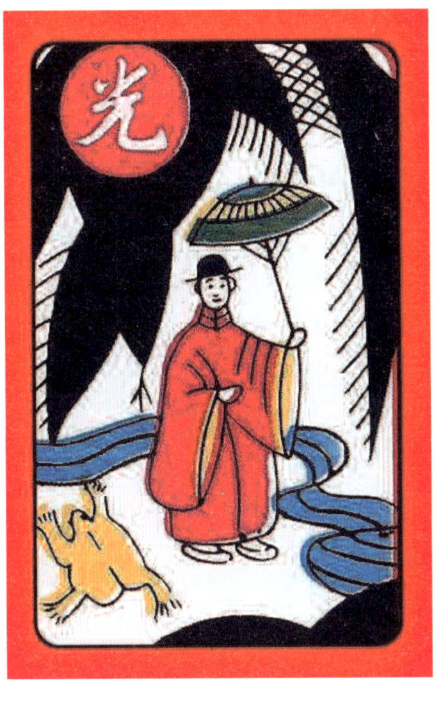

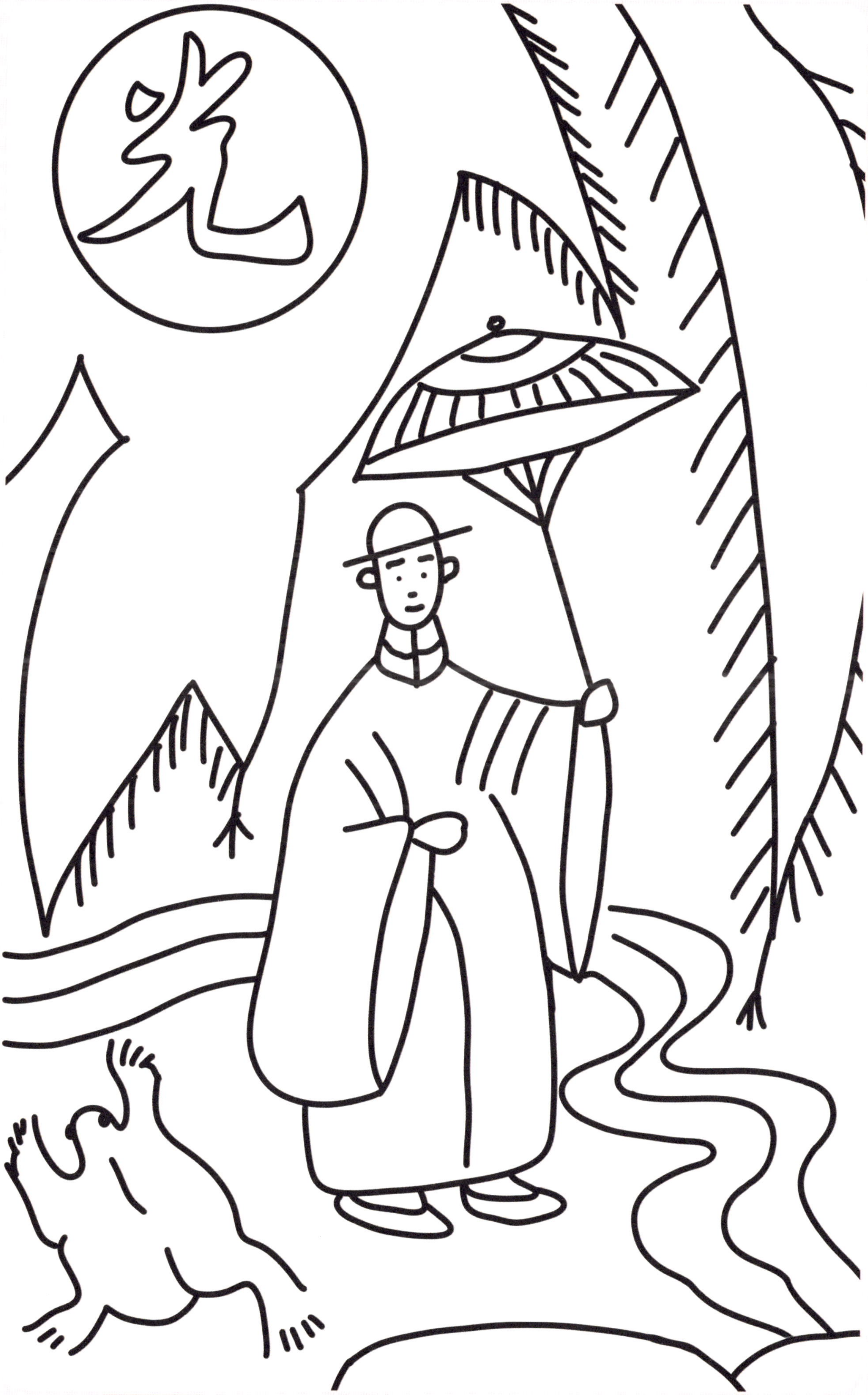

년 월 일

백세인생

이애란

육십세에 저 세상에서 날 데리러 오거든
아직은 젊어서 못 간다고 전해라
칠십세에 저 세상에서 날 데리러 오거든
할 일이 아직 남아 못 간다고 전해라
팔십세에 저 세상에서 날 데리러 오거든
아직은 쓸만해서 못 간다고 전해라
구십세에 저 세상에서 날 데리러 오거든
알아서 갈 테니 재촉 말라 전해라
백세에 저 세상에서 날 데리러 오거든
좋은 날 좋은 시에 간다고 전해라
아리랑 아리랑 아라리요
아리랑 고개를 또 넘어간다

12월 비(雨)

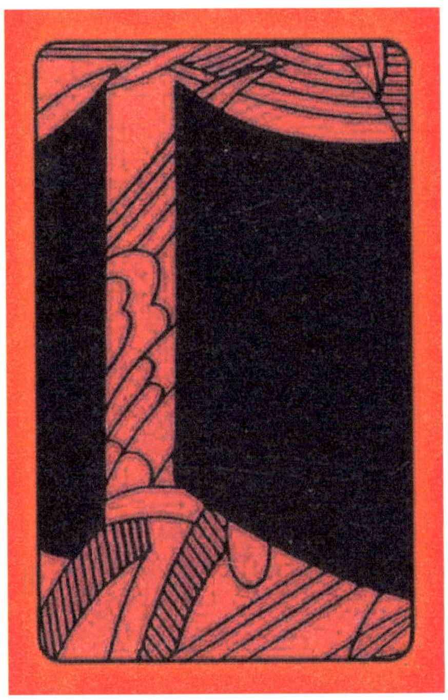

작사, 작곡: 김종완

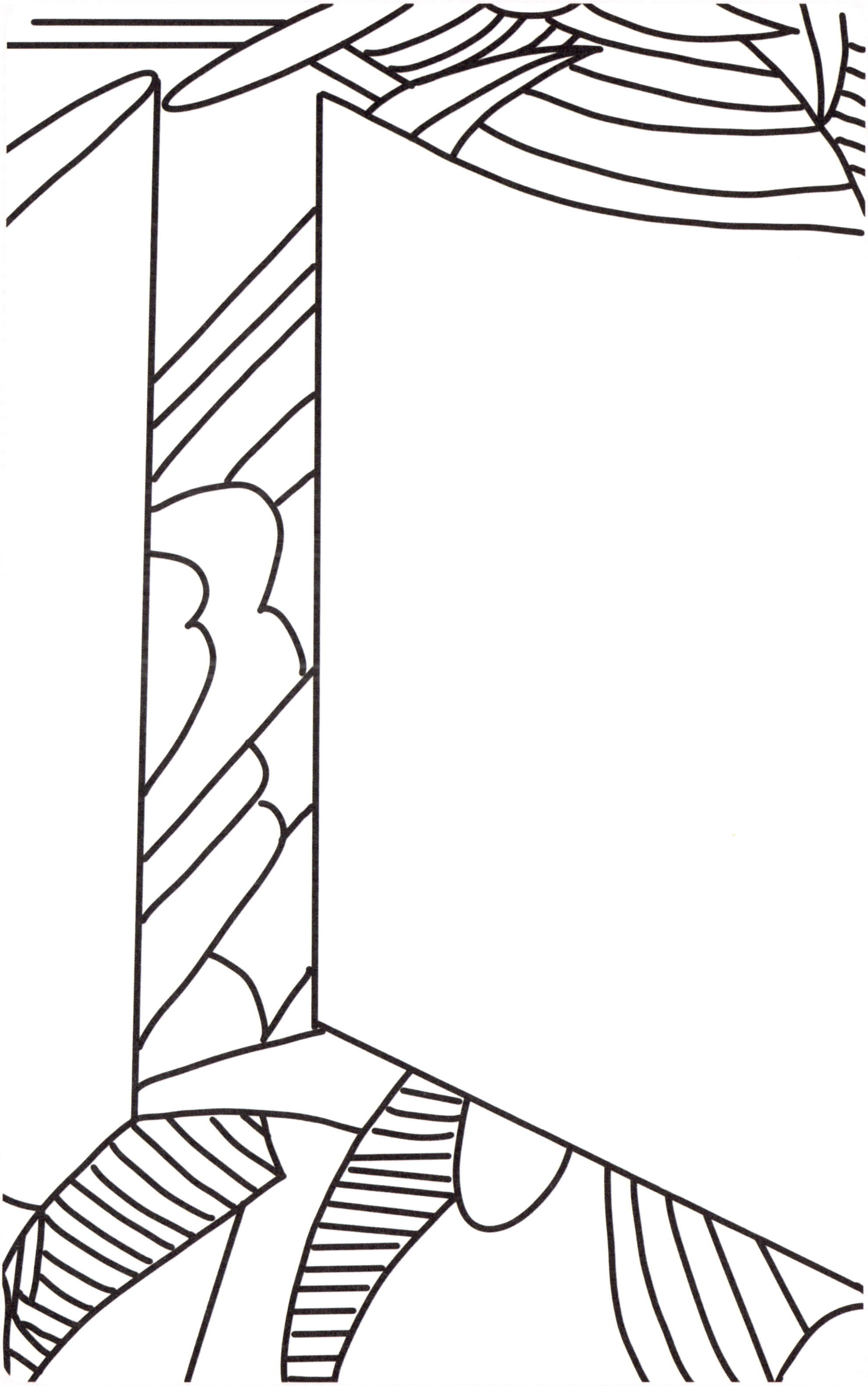

년 월 일

년 월 일 요일 오늘 날씨 맑음 / 흐림 / 비나 눈

오늘 나의 기분을 체크하고 이유를 적어보세요 기쁨 | 슬픔 | 편안함 | 불안함

지난주에 있었던 기억에 남는 일을 한가지 이상 떠올려보세요

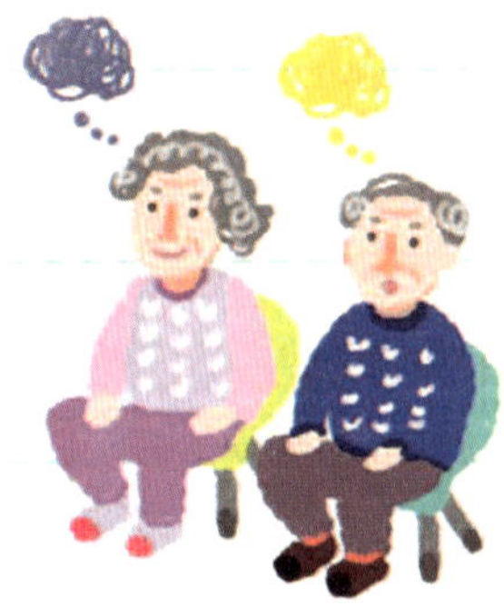

오늘 가장 많은 시간을 보낸 장소를 떠올려보세요

오늘 제일 맛있었던 식사 메뉴를 떠올려보세요

오늘 나의 하루를 정리해 보세요

아침 오전 06:00 ~ 오후 12:00

점심 오후 01:00 ~ 오후 06:00

저녁 오후 06:00 ~ 오후 10:00

오늘의 일기

오늘의 건강 관리 (색칠해주세요)

	부족		충분
운동 (걷기,스트레칭등)			
금주, 금연, 식이조절			
사회활동			

내일 하고 싶은 것을 자유롭게 적어보세요.

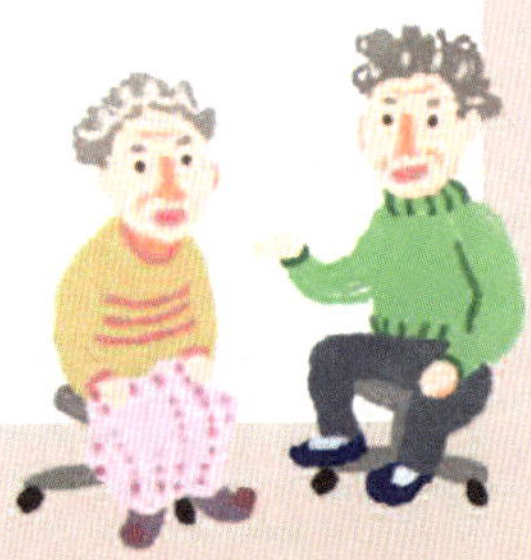

년 월 일 요일 오늘 날씨 맑음 / 흐림 / 비나 눈

오늘 나의 기분을 체크하고 이유를 적어보세요 기쁨 | 슬픔 | 편안함 | 불안함

지난주에 있었던 기억에 남는 일을 한가지 이상 떠올려보세요

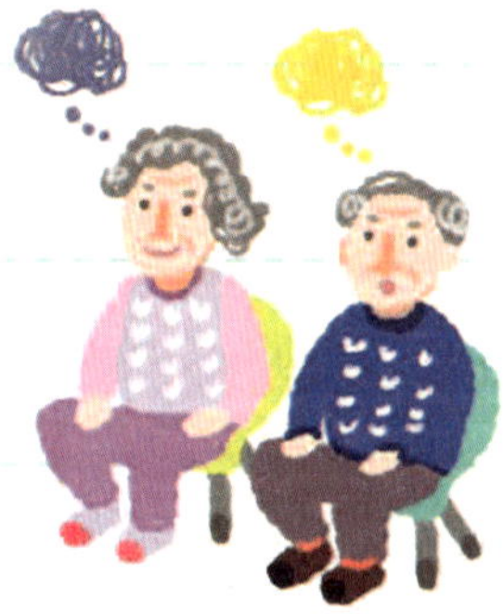

오늘 가장 많은 시간을 보낸 장소를 떠올려보세요

오늘 제일 맛있었던 식사 메뉴를 떠올려보세요

오늘 나의 하루를 정리해 보세요

아침 오전 06:00 ~ 오후 12:00

점심 오후 01:00 ~ 오후 06:00

저녁 오후 06:00 ~ 오후 10:00

오늘의 일기

오늘의 건강 관리 (색칠해주세요)

	부족		충분
운동 (걷기,스트레칭등)			
금주, 금연, 식이조절			
사회활동			

내일 하고 싶은 것을 자유롭게 적어보세요.

저자소개

최현숙

웃음치료사, 행복한 성 상담사, 상담심리사, 보육교사, 사회복지사, 대중 가수, 전국노래교실강사

수상
1997년 학골주부가요 열창 대상 수상
1997년 KBS 주부가요열창 우수상
2008년 신인가수상 수상
치매 요양원 무료교육 공로상

경력
1997년~현직 대중가요 강사 및 심사, MC
2006년 〈당신의 트로트〉로 가수 데뷔
국제라이온스협회 354A지구 2부회장
현) 가우엔터테인먼트 가수
　OST 〈눈물같은 사랑〉(강이 되어 만나리, KBS TV소설, 2006)
현) 행복한 노래와 성 강의
현) 강사자격증반 강의

저서
〈남의 장단만 맞추던 최여사 찜질방 슈퍼스타 되다〉(행복에너지, 2012)
〈성공하려면 비워라 즐겨라 미쳐라〉(행복에너지, 2012)

치매예방활동 시리즈 ❹

즐겁게 노래하며
화투색칠하기 ❷

2021년 4월 15일 1판 1쇄 발행
2021년 10월 25일 1판 2쇄 발행

엮은이 최현숙
그린이 조가연
펴낸이 조재성
펴낸곳 서현사

등록 2002년 8월 14일 제03-01392호
주소 경기도 고양시 일산동구 중앙로 1055번지 레이크하임 206호
전화 031-919-6643
팩스 031-912-6643

ISBN 979-11-88986-42-2 97510
979-11-88986-13-2(세트)

정가 6,000원